Dieter Allgaier

Kraft ohne Anstrengung

Dieter Allgaier

Kraft ohne Anstrengung

Wie wir unsere Gelenke stärken und mühelos beweglich werden

Kösel

ISBN 3-466-34403-4

Druck und Bindung: Kösel, Kempten
Fotos und Hintergrundkompositionen: Ivo Křižan, Grünwald b. München
Zeichnungen (Seite 23, 51, 52, 72), Übungssymbol und
grafische Bearbeitung der Fotos: Cindy Wallin, Grünwald b. München
Umschlag: Elisabeth Petersen, München
Umschlagmotiv: IFA-Bilderteam/Lescourret

1 2 3 4 5 · 03 02 01 00 99

Inhalt

Ein wichtiger Hinweis
Dieses Buch dient der Erlangung von Beweglichkeit, Information und Selbsthilfe. Es soll jedoch medizinischen Rat nicht ersetzen. Im Zweifelsfall, bei akuten Schmerzen oder bei bestehender Erkrankung müssen für eine korrekte Diagnose und entsprechende Behandlung stets ein Arzt oder eine andere qualifizierte Fachperson aufgesucht werden.

Dank

»Wenn du trinkst, gedenke der Quelle.«

Chinesisches Sprichwort

Das Umfeld, in dem eine Idee entsteht, erschließt den Zugang zu ihr. Ich hatte das Glück, in einem sehr fruchtbaren Umfeld zu lernen. Viele verschiedene Kontakte ermöglichten den fachübergreifenden Arbeitsansatz dieses Buches. Es ist die Erfüllung eines lang gehegten Traumes und gerne gedenke ich der Quellen, die es mir ermöglicht haben, es zu schreiben.

Dankbar bin ich vor allem meinen Kolleginnen vom ASS Institut für Taijiquan und Qigong, Dr. Barbara Schmid-Neuhaus und Liane U. Schoeter-Happ, für ihre uneigennützige Hilfe, für ihre Bereitschaft, auch unausgereiften Ideen gegenüber offen zu sein, ihre konstruktive Kritik, das großzügige Einbringen ihres reichen Erfahrungsschatzes und für ihre wohlwollende Begleitung beruflich und privat. Ohne sie wäre das Buch so nicht möglich geworden.

Für die Verwirklichung dieser Arbeit bin ich vier Lehrern der östlichen Tradition besonders zu Dank verpflichtet: Patrick Kelly, Taijiquan-Meister aus Neuseeland, gab mir wichtige Impulse auf dem Weg zu einer differenzierten Bewegungskoordination, die sich am Polaritätsprinzip orientiert. Von Professor Cong, Ehrenpräsident der Deutschen Qigong Gesellschaft und Qigong-Meister aus Peking, lernte ich, über die exakte körperliche Bewegung den Qifluss auf den Meridianen zu aktivieren und auf diese Weise eine Brücke zwischen der Anatomie- und Bewegungslehre und den Erklärungsmodellen der Traditionellen Chinesischen Medizin zu bauen. Die Begegnung mit zwei sehr unterschiedlichen Wing-Tsun- bzw. Wing-Chun-Meistern hat mich nachhaltig beeinflusst:

Bei Dai-Sifu Keith R. Kernspecht, Wing-Tsun-Großmeister, lernte ich die kompromisslose Orientierung am Nutzen und an der Anwendbarkeit schätzen. Durch Sifu Wilhelm Blech, Wing-Chun-Meister, lernte ich Wege kennen, um den Körper (Knochen, Gelenke, Sehnen) optimal zu entwickeln und auf das Kommende vorzubereiten.

Dem Psychologen Gert Höppner danke ich für seine klaren unmissverständlichen Rückmeldungen. Von ihm konnte ich viel über das Lernen und Lehren lernen. Dem Theologen Dr. Ludwig Frambach danke ich für fruchtbare Gespräche über das Polaritätsprinzip und seine Bedeutung für die menschliche Entwicklung.

Dank gebührt auch Andreas Eckert vom Bayerischen Volkshochschulverbund, der mich mit seiner reichen Erfahrung bei der Konzeption unterstützt hat. Mein besonderer Dank gilt Dr. Christian Larsen aus der Schweiz, dem Mitbegründer der Spiraldynamik®, für seine kollegiale Hilfe und für viele wertvolle Anregungen. Meinem Trainingspartner und Freund Peter Himml, einem wahren Bewegungstüftler und Kampfkünstler, danke ich für viele anregende Trainingsstunden. Zusammen ist es uns gelungen, einige »Geheimnisse« zu ergründen. Ein großes Dankeschön geht an Ulli Kupzog, Barbara Schießl und Stefan Lipowsky, die mich immer wieder ermutigt haben und für mich da waren, wenn ich nicht mehr weiter wusste.

Dank auch meiner Lektorin Ulrike Reverey, die dieses Projekt sensibel und überaus engagiert begleitet hat, der Künstlerin Cindy Wallin für die Illustrationen und für die Gestaltung des Power-Response-Logos, Ulli Huglmann für das Styling, dem Karate- und Aikido-Lehrer Bernhard Martin und Petra Allgaier für die Partnerübungen sowie Ivo Křižan für seine tollen Fotos samt Hintergrundkompositionen und für seinen unglaublichen Einsatz.

Meiner Familie, vor allem meiner Frau Petra, danke ich für ihre Unterstützung, ihre Geduld und ihr Vertrauen.

Einleitung

Was fällt Ihnen spontan ein, wenn Sie die Begriffe Dehnung, Elastizität und Kraft hören? Wahrscheinlich ergeht es Ihnen wie den meisten Menschen, und Sie denken sofort an die Muskulatur. Kräftige Muskeln ermöglichen die körperliche Kraftentfaltung. Erst die Aktivität einzelner Muskeln und ihr virtuoses Zusammenspiel schafft uns die nötige Bewegungsfreiheit, um unsere Ideen in Bewegung umzusetzen. Unsere Muskeln formen unseren Körper. Dadurch tragen sie zu unserem äußeren Erscheinungsbild bei. Wohlgeformte Muskeln erhöhen unsere Attraktivität.

Es gibt also viele Gründe, um uns in »Form« zu bringen. Body Forming, Body Shaping und Body Designing werden uns in der Fitnesswerbung verheißungsvoll angeboten. Wer hat oder hätte nicht gern den trainierten Körper eines Sportlers? Um uns in »Form« zu bringen, wenden wir viel Zeit auf und strengen uns dafür ganz schön an. An Geräten und mit Hanteln kräftigen wir unsere Muskeln, wir stretchen (dehnen) die wichtigsten Muskeln und Muskelgruppen und trainieren die muskuläre Ausdauer durch Laufen, Radfahren oder Schwimmen.

In unseren Köpfen verbinden wir Training also mit Muskelarbeit. Unseren Knochen und Gelenken hingegen schenken wir wenig Beachtung. Im Training und im täglichen Leben gelten sie eher als ein Risikofaktor. Eine Belastung der Gelenke wird im Trainingsalltag tunlichst vermieden. Bei Gelenkproblemen richtet man das Hauptaugenmerk erneut auf die Muskulatur und kräftigt und dehnt die gelenkumfassende Muskulatur. Menschen mit Gelenkschwierigkeiten wird oft nichts mehr zugemutet und nichts mehr zugetraut. Probleme mit den Gelenken sind im Alltag aber nicht die Ausnahme, sondern die Regel.

Es steht nicht gut um unsere Gelenke. Der Mangel an Bewegungsraum führt schon bei unseren Kindern zu einem frühen Verlust vieler Bewegungsmöglichkeiten und fördert dadurch die Entstehung von Fehlhaltungen, welche wiederum Gelenkerkrankungen Vorschub leisten. Orthopäden beklagen die ständige Zunahme von Haltungsschäden und degenerativen Erkrankungen der Gelenke. Neueste Untersuchungen haben ergeben, dass über 80 Prozent der Menschen eine mehr oder weniger starke Einschränkung der Bewegungsfreiheit in den Hüftgelenken haben.

Jeder Zweite leidet zudem regelmäßig unter Rückenschmerzen. Rückenbeschwerden verursachen die meisten Fehltage in den Betrieben. Bei Sportlern streiken zuerst die Gelenke. Rücken-, Knie- und Schulterleiden haben schon zum frühzeitigen Ende vieler Sportkarrieren geführt. Im Freizeitsport bewirken schmerzende Gelenke, dass viele mit dem Training aufhören, bevor sie damit richtig begonnen haben.

Ich musste dies selbst erfahren. Als ich 19 Jahre alt war, begann ich begeistert, Taekwondo zu trainieren. Bei dieser Kampfkunst werden die Gelenke durch die Betonung hoher Fußtechniken extrem gefordert. Im täglichen anstrengenden Training wurde die Muskulatur intensivst gedehnt und gekräftigt, ohne auf die Gelenke und ihre Gegebenheiten Rücksicht zu nehmen. Da ich sehr unbeweglich war, hatte ich bald große Schwierigkeiten mit den Hüften, Knien und dem Rücken. Es wurden sogar schon Überlegungen angestellt, eine Bandscheibe zu operieren.

Leider musste ich damals das Training aufgeben. Diese Entscheidung fiel mir sehr schwer. Doch die Kampfkunst ließ mich niemals los. Ich begann also vorerst, intensiv Taijiquan und Qigong zu üben. Dort kam ich in Kontakt mit der klassischen Grundschule des Taijiquan, Qigong und des traditionellen Kung Fu. Durch diese traditionellen Übungen und Erklärungsmodelle lernte ich die zentrale Rolle der Knochen und Gelenke für die menschliche Kraftentfaltung und für das subjektive Wohlbefinden kennen und schätzen. Und mit den Jahren verschwanden die gesundheitlichen Probleme wie von selbst. Ich konnte wieder intensiv mit der Kampfkunst beginnen. Heute bereitet mir selbst ein dynamischer, hoher Taekwondo-Fußtritt keine Schwierigkeiten mehr.

Den meisten Menschen, die mir in meiner Unterrichtspraxis begegnen, ergeht es wie mir damals – ihr Körper ist noch nicht wirklich bereit für ein intensives und anstrengendes Training der Muskulatur und extreme Beanspruchungen. Vielleicht gehören auch Sie zu diesen Menschen. Ihre körperlichen Einschränkungen und die mangelnde Bewegungsfreiheit in Ihren Gelenken hindern Sie daran, das zu erreichen, was Sie wollen. Das muss nicht so bleiben. Die östliche Tradition zeigt, dass es möglich ist, Gelenke und Knochen systematisch zu kräftigen und in ihrer Bewegungsfreiheit zu entwickeln.

Im Kung Fu gibt es dafür verschiedene Disziplinen. Das Knochen- und Sehnen-Qigong, das oft auch als Eisenhemd-Qigong bekannt ist, stärkt und entwickelt die Knochen, Gelenke, Sehnen, Bänder – und natürlich auch die Muskeln. Das Taijiquan und vergleichbare Übungen machen sie geschmeidig und elastisch. Die einzelnen Trainingsmethoden führen zu bewundernswerten körperlichen Leistungen. Die Vorführungen der Shaolin-Mönche in Europa haben viele auf die erstaunlichen Trainingsergebnisse aufmerksam gemacht: Eisenstangen wurden auf dem Kopf zerbrochen, Steine mit den Fäusten zertrümmert, Holzstangen am Körper zersplittert und schwierigste Körperpositionen regungslos gehalten.

Dieses Buch wird Ihnen die Trainingsmethodik, die hinter diesen herausragenden Leistungen steckt, näher bringen. Lernen Sie von den Profis, und nützen Sie deren Expertenwissen für Ihren Alltag. Machen Sie sich mit dem Umstand vertraut, dass Ihre Knochen und Gelenke einen wesentlichen Beitrag zu Ihrer körperlichen Kraftentfaltung und zum subjektiven Wohlbefinden leisten können. Ihre Gelenke sind von ihrer Anlage zur Wahrnehmung ihrer Funktionen optimal geeignet. Trauen Sie sich etwas zu! Das gezielte Entwickeln der Kraft und der Geschmeidigkeit Ihrer Knochen und Gelenke ist viel einfacher, als Sie vielleicht denken.

Lassen Sie sich auf den folgenden Seiten zu einer spannenden Entdeckungsreise einladen, die Sie Schritt für Schritt mit den Gesetzmäßigkeiten der menschlichen Bewegungskoordination und -steuerung vertraut macht. Lernen Sie eine mühelose Kraftentfaltung als Wesensmerkmal eines harmonischen Zusammenspiels von Knochen, Gelenken und Muskeln schätzen. Wenn Sie erst einmal erspürt haben, wie Sie mit dem bewussten Einsatz Ihrer Knochen und Gelenke mit weniger Anstrengung mehr Kraft entfalten, können Sie *jederzeit* und *überall* Geschmeidigkeit, Elastizität und Stärke entwickeln.

Entdecken Sie Ihren Alltag als Übungsfeld, und gehen Sie körperliche Probleme dort an, wo sie ihre Ursache haben! Nutzen Sie das Stehen in der U-Bahn oder an der Supermarktkasse, das Sitzen am Schreibtisch, die körperliche Anstrengung auf der Baustelle, im Betrieb, bei der Hausarbeit und natürlich erst recht bei Ihrem sportlichen Training, um ein ganz neues Bewegungsgefühl und -verständnis zu entdecken – das der **Kraft ohne Anstrengung**.

Genießen Sie dann den nächsten Konzert- oder Ausstellungsbesuch in einem unbestuhlten Raum ohne Verspannungen im Rücken und in den Beinen. Schon beim Lesen und Ausprobieren wünsche ich Ihnen viel Kraft, wenig Anstrengung und vor allem viel Spaß.

1 Wie lernen wir »Kraft ohne Anstrengung«?

Fit zu sein ist in. Noch nie zuvor haben sich so viele Menschen mit ihrem Körper und seiner Entwicklung beschäftigt. Die Fitnessszene boomt und jeder neue Trend findet begeisterte Anhänger. Die verschiedensten Übungsprogramme helfen, die eigene Kraft, Ausdauer und Beweglichkeit zu steigern. Viele Angebote zielen auf das körperliche Wohlfühlen (Wellness) ab und die Fähigkeit, sich zu entspannen. Exotische Methoden aus anderen Kulturkreisen bereichern das vielfältige Angebot. Auch dem bewegungsmüden oder kranken Menschen wird viel geboten, Massagen, Körpertherapien und vieles mehr.

Es liegt am Einzelnen, ob er das bestehende Angebot nutzt, um sich mit seinem Körper und seinen Bewegungsmöglichkeiten auseinander zu setzen, oder ob er es nur konsumiert. Ein Bewegungsprogramm zu absolvieren, ohne die eigenen Bewegungsgewohnheiten *bewusst* zu analysieren und zu verändern, ist aber letztlich genauso effektiv wie eine Diät, ohne die Ernährungsgewohnheiten umzustellen. Trotz aller positiver Effekte – für das Wohlgefühl, die Figur und die Kraft – bleibt der langfristige Erfolg fraglich.

Dieses Buch ist eine Alternative zum Fitnesskonsum. Es bietet keine einfachen Lösungen an, sondern unterstützt Sie bei Ihrer Suche nach Antworten. Es fordert Ihre Neugier und Ihre Fähigkeiten heraus. Wenn Sie sich auf die Übungen und Experimente einlassen, können Sie selbständig an Ihren Bewegungsgewohnheiten und grundlegenden Bewegungsmustern arbeiten. Wagen Sie den Sprung vom reinen Konsum zum kreativen Lernen. Es wird sich lohnen.

Situationsorientiertes Lernen

Beurteile die Länge eines Gegenstandes nicht nach Maßstäben, die von Menschen erschaffen wurden. Verwende mehr Aufmerksamkeit auf den natürlichen Gebrauch und du wirst herausfinden, dass, was zu lang scheint, nicht zu lang ist, und was kurz scheint, nicht zu kurz ist.

Zuang Zhi

Beobachten Sie nur einmal kleine Kinder beim Spiel. Sie bewegen sich scheinbar mühelos und sicher. Sie scheinen dabei über eine unerschöpfliche Energie zu verfügen. Kinder lernen aus der Situation heraus. Die Reize aus der Umgebung motivieren sie, krabbeln und laufen zu lernen, damit sie ihren Wirkungskreis erweitern können. Ihr Motor ist ihre unstillbare Neugier. Sie lernen über die Sinneswahrnehmung, durch Nachahmung, durch Tun und Experimentieren, durch ständige Wiederholung und durch Versuch und Irrtum. Kinder lernen spielerisch. Bei ihren Bemühungen stehen immer der Spaß und die Lust am Tun im Vordergrund. Der Begriff Training oder Übung ist ihnen völlig unverständlich. Wir Erwachsene sind ihnen dabei nicht unähnlich. Wer sich bewegt, nur weil es »gesund« ist oder um schlank und fit zu werden, wird in der Regel bald wieder damit aufhören.

Für uns schon längst selbstverständlich gewordene Dinge und Situationen erleben Kinder zum ersten Mal. Sie fangen an, Erlebtes und Gesehenes zu interpretieren und ihre eigenen Schlussfolgerungen zu ziehen. Sie versuchen, sich ein für sie stimmiges Bild von der Welt, in der sie leben, zu machen.

Wir Erwachsene kommen leicht in einen Erklärungsnotstand, wenn die Neugier unserer Kinder eine Frage nach der anderen gebiert. Wie lässt sich einem kleinen Kind ohne Überforderung und zu seiner Zufriedenheit erklären, warum es Zähne putzen muss, was mit dem Essen in seinem Körper geschieht oder wie es damals in Mamas Bauch gekommen ist? Kinder brauchen einfache, ihrem Entwicklungsstand angemessene Erklärungen. Es ist eine Kunst, ihnen komplizierte Zusammenhänge möglichst einfach, bildhaft und klar strukturiert zu vermitteln, ohne ihren Horizont einzuschränken oder sie in ihren Entwicklungsmöglichkeiten zu begrenzen.

Letztlich lernen wir als Erwachsene immer noch so, wie wir als Kinder gelernt haben. Ein Beispiel: Ich sitze hier vor dem Computer und möchte dieses Buch schreiben. Als ich mich in das Schreibprogramm einarbeitete, versuchte ich, die Bedienungsanleitung zu studieren. Nach zwei Seiten gab ich entnervt auf und aktivierte einen guten Freund. Dieser hat sich neben mich gesetzt und ist mit mir durchs Programm gesurft. Er hat mich meine Nutzanwendungen selber programmieren lassen und, sobald es Schwierigkeiten gab, geduldig meine Fragen beantwortet. Nach und nach klärte er mich so ganz nebenbei über die wichtigsten Zusammenhänge auf und half mir, mich im System zurechtzufinden.

Seither kann ich mit dem System für meinen persönlichen Gebrauch arbeiten und benötige nur noch selten Hilfe. Die praktische Anordnung der Symbole auf der Benutzeroberfläche des Programms vermittelt mir bildhaft und übersichtlich die wichtigsten Informationen. Wenn ich drucken möchte, klicke ich nur ein Druckersymbol an und – oh Wunder – der Drucker druckt.

Doch der Computer ist im Vergleich zu unserem Körper eine simple Konstruktion. Denn die »Bedienungsanleitung« (Aufbau, Funktion, Bewegungssteuerung) für den Körper füllt ganze Regale. Allein dieses Buch würde schon ca. 50 Seiten benötigen, um nur die Grundzüge der menschlichen Bewegungskoordination darzustellen, und doch würde es Ihnen nichts nützen. Es ist eine Erfahrung aus der Praxis, dass allgemeine Erklärungen und Informationen das Entwickeln von Fähigkeiten hemmt, anstatt sie zu begünstigen.

Wenn wir praktische Fertigkeiten anstreben, benötigen wir ein Experimentierfeld, konkrete Hilfestellungen von außen und Erklärungsmodelle, die sich durch praktisches Tun erschließen. Wollen wir unsere körperlichen Fähigkeiten erweitern, müssen wir uns Situationen aussetzen, in denen diese benötigt werden. Wollen wir beispielsweise körperliche Flexibilität und unseren Gleichgewichtssinn entwickeln, leisten uns Rollschuhe gute Dienste. Von der Auseinandersetzung mit den Schwierigkeiten des Rollschuhfahrens bis hin zur Fertigkeit, das Gleichgewicht unter wechselnden Bedingungen zu halten, ist es nicht weit. Alle Dinge

»Die Küchenschabe fragte unschuldig den Tausendfüßler, wie er es fertig bringe, seine vielen Beine mit solcher Eleganz und fließender Harmonie zu bewegen. Der Tausendfüßler dachte nach und konnte von diesem Augenblick an nicht mehr gehen.«

Paul Watzlawick

unserer Umgebung, vor allem auch die Handgriffe unseres täglichen Lebens, lehren uns, mit unserem Körper umzugehen. Ein Hammer kann uns etwas über Schwung und Dynamik, ein Schraubenzieher etwas über das Spiralprinzip (Bewegung – Raum) und das Aufschütteln der Bettdecke etwas über das Prinzip der Welle (Bewegung – Zeit) verraten.

Kinder machen es uns vor: Sie lieben es, zu schaukeln, Trampolin zu springen, Achterbahn zu fahren, zu radeln und vieles andere mehr. Spielzeug wie beispielsweise ein Jojo oder Stelzen oder ein einfacher Ball bringen Freude, fordern heraus und vermitteln Bewegungsqualität. Gehen Sie nicht auch lieber zum Wandern in die Berge oder zum Volleyball, als daheim Ihr Gymnastikprogramm »durchzuziehen«? Wenn wir tanzen, verlieren wir alles Starre und werden locker, beweglich und ausdauernd. Wenn wir in einer schönen Umgebung spazieren gehen, wird unser Schritt weit und raumgreifend, und wir atmen ruhig und harmonisch. Die wiegende Bewegung eines Schaukelstuhls beruhigt unsere Nerven und entspannt unseren Körper. Die Sonne, die uns auf den Bauch scheint, lässt uns neue Energie tanken. In solchen Momenten erleben wir eine Bewegungsqualität, die wir im Alltag so oft vermissen.

Ihre bisherigen Erfahrungen und bereits vorhandenen Fähigkeiten sind ein wertvoller Schatz, auf dem Sie aufbauen können. Jede Bewegungsschulung, die den Anspruch hat, dem Menschen zu helfen, sich »besser« zu bewegen, muss sich an dessen positiven Bewegungserfahrungen messen lassen und sie für die Weiterentwicklung nutzen. Geben Sie sich erst dann zufrieden, wenn Ihnen Erlerntes hilft, Ihren Alltag müheloser und kraftvoller zu bewältigen!

Die sinnliche Wahrnehmung als Orientierungshilfe

Bewegungsqualität lässt sich nicht theoretisch vermitteln, sondern muss am eigenen Leib erfahren werden. Eine sinnvolle Bewegungsschulung sollte deshalb in erster Linie sinnlich sein. Denken Sie nur an Ihr Mittagessen: Nicht der unbestreitbare Nährwert der Speisen, sondern der verführerische Duft, die appetitliche Anrichtung und der köstliche Geschmack wecken die Lust zu essen. Die Entdeckung und Verfeinerung der sinnlichen Wahrnehmung des eigenen Körpers und der Umwelt ist der erste Schritt in Richtung **Kraft ohne Anstrengung**.

Machen Sie bitte folgendes Experiment: Stellen Sie sich ungefähr 30 cm vor eine Wand. Schließen Sie die Augen und heben Sie ein Bein. Versuchen Sie, sich in Ihrem Körper zu orientieren. Nehmen Sie die relative Unsicherheit dieser Position wahr. Was könnte Ihnen jetzt helfen, Ihr Gleichgewicht zu stabilisieren? Können Sie die verschiedenen Körperregionen (Beine, Arme, Rumpf, Kopf) wahrnehmen? Erschließt sich Ihnen über Ihre Sinne die Lage der verschiedenen Knochen und Gelenke zueinander?

Für viele Menschen ist diese Situation beunruhigend. Über die Sinne, vor allem über das Sehen und Hören, halten wir ständig Kontakt zur Außenwelt. Den brauchen wir, um ein Gefühl für den Raum zu erhalten und das Gleichgewicht immer wiederherzustellen. Bricht dieser Kontakt ab, sind wir auf andere Wahrnehmungskanäle angewiesen. Um diese zu aktivieren, möchte ich Ihnen eine kleine Übung anbieten:

Strecken Sie eine Hand aus, und berühren Sie nur mit dem Zeigefinger die Wand. Heben Sie erneut einen Fuß und schließen Sie die Augen. Fällt es Ihnen nun leichter, sich in Ihrem Körper und dem Sie umgebenden Raum zu orientieren?

Der sanfte Druck eines Fingers reicht aus, den Ausfall des Sehens zu kompensieren. Dahinter steht der Kraft- und Stellungssinn. Die menschliche Bewegung ist ein Wechselspiel von äußeren und inneren Kräften. Diese Kräfte sind erlebbar. Wir erleben sie zum Beispiel als Spannungsgefühl in den Muskeln und Gelenken. Die Schwerkraft, die nach unten wirkt, und ihr Gegenpol, die Gegenspannung der Muskulatur, sowie die wirkende Kraft über den Finger nach außen und die Gegenkraft von der Wand geben ein sinnlich erlebbares räumliches Gefühl. *Über das Wirken von Kräften können wir uns im Raum und in unserem Körper orientieren.*

Der Kontakt zur Außenwelt gibt unserer Körperwahrnehmung eine räumliche Dimension. Über den Kontakt nach außen können wir nach innen »hören« und »sehen«.

Greifen – Begreifen – Gestalten

Unsere Sinne geben uns nicht nur Informationen und Orientierung, sie sprechen uns auch emotional an. Stellen Sie sich vor, Sie sitzen an einem lauen Frühlingstag unter einem blühenden Apfelbaum in einem wunderschönen Garten. Ihre Sinne versorgen Sie mit einer Unmenge an Empfindungen und Eindrücken. Der Duft der Blüten, die summenden Bienen, die wärmenden Sonnenstrahlen und die Farbenpracht schaffen eine ganz eigene Atmosphäre. Sie können diese Szene gefühlsmäßig auf sich wirken lassen oder sachlich betrachten: Sie könnten sich beispielsweise überlegen, dass es jetzt an der Zeit wäre, wieder einmal den Rasen zu mähen oder dass der Apfelbaum dieses Jahr wohl viele Äpfel tragen wird. Sie könnten sich aber auch einfach nur Ihres Lebens freuen oder vielleicht ein kleines Nickerchen halten.

Beide, die Sach- und die Gefühlsebene, sind für die Bewegungsschulung wesentlich. Auf der Sachebene werden Empfindungen ausgewertet, verglichen, analysiert und Schlussfolgerungen gezogen. Sie schafft die zum bewussten Lernen notwendige Distanz zum reinen Erleben. Auf der Gefühlsebene steht das Hineinfühlen und das intuitive Meistern einer Situation im Vordergrund.

Über die Sinne können wir unseren Körper gefühlsmäßig erfassen und ihn gleichzeitig systematisch erforschen. Durch Tasten, Experimentieren, Schauen, Riechen und Hören (Atmung, Ohrgeräusche) wird unsere Körperwahrnehmung lebendig. Partnerübungen, Selbst- und Partnermassagen und bildliche Erklärungen können uns positive Körpererfahrungen vermitteln, und wenn wir genau hinschauen bzw. -fühlen, auch sachliche Inhalte (Muskeltonus, Gelenkbewegung usw.). Wir lernen, unseren Körper und seine Funktionsweise im wahrsten Sinne des Wortes zu be»greifen«.

Es ist für den Lernerfolg entscheidend, dass sich neue Erkenntnisse und Verhaltensweisen mit positiven Gefühlen und Empfindungen koppeln. Schaffen Sie deshalb schon beim Lesen und Ausprobieren einen Rahmen, der Sie inspiriert und in dem Ihre Sinne zur Entfaltung kommen können. Üben Sie in einer schönen Umgebung. Sorgen Sie für Ruhe und Ungestörtheit, eine angenehme Beleuchtung usw. Es ist ähnlich wie bei einem interessanten Bild: Erst ein schöner Rahmen bringt es richtig zur Geltung. Sobald sich Sachlichkeit mit Sinnlichkeit verbindet, macht Lernen und Tun Spaß, und Lernerfolge lassen sich kaum mehr verhindern. Wenn Sie sich beim Üben im Laufe der Zeit immer wohler fühlen, wissen Sie, dass Sie auf dem richtigen Weg sind.

Yin und Yang – Das Polaritätsprinzip

Bei der Gleichgewichtsübung vor der Wand (siehe Seite 21) konnten Sie erleben, wie wir uns über das Wirken von Kräften in unserem Körper orientieren und zurechtfinden können. Wirkende Kräfte können aber noch mehr: Sie können uns helfen, die Grundprinzipien des Aufbaus und der Funktionsweise unseres Körpers (Knochen, Gelenke, Muskeln usw.) zu verstehen.

Es ist eine verblüffende Erkenntnis, dass die Erscheinungsformen und das Wirken von Kräften ungemein vielfältig, aber die ihnen zugrunde liegenden Gesetzmäßigkeiten sehr einfach sind. Sie lassen sich klar und bildhaft darstellen mit der Monade.

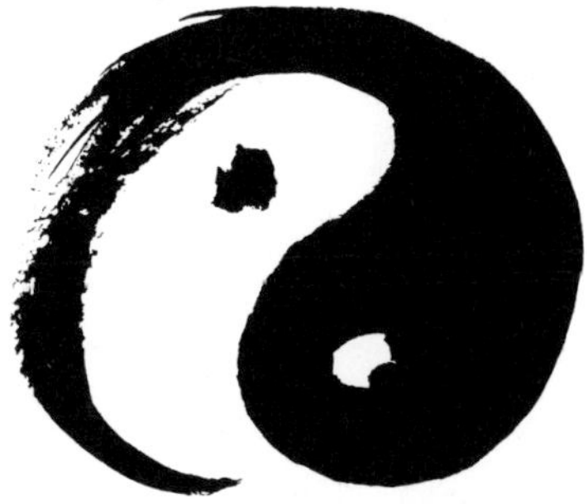

In diesem alten Symbol für das Polaritätsprinzip wird die Wechselwirkung zwischen polaren Kräften dargestellt. Kräfte bedingen sich, denn Kräfte wirken nicht im luftleeren Raum. Wenn wir beispielsweise etwas schieben wollen, brauchen wir festen Boden unter den Füßen. Auf Glatteis klappt das deshalb nicht. Wirkende Kräfte (Yang) brauchen Gegenkräfte (Yin). Das Polaritätsprinzip begegnet uns überall: Magnetfelder (Nord- und Südpol), Elektrizität (Plus- und Minuspol), Atome (Protonen und Elektronen) und so weiter.

Schauen Sie sich einmal mit offenen Augen in der Natur um! Die Kräfte des Windes kräuseln die Wasseroberfläche und formen die Dünen. Die Schwerkraft lässt den schneebedeckten Ast nach unten hängen und den reifen Apfel zu Boden fallen. Alles, was lebt, passt sich vorhandenen Kräften an und versucht mit einem Minimum an Aufwand, maximale Stabilität und Flexibilität zu erreichen. Die Gesetzmäßigkeiten polarer Kräfte führen dazu, dass sich die ganze Vielfalt der Natur bei aller Individualität aus den immer wieder gleichen Strukturelementen, wie zum Beispiel der Spirale, dem Kreis, der Acht und der Welle, zusammensetzt. Dafür gibt es unzählige Beispiele. Denken Sie nur an das spiralige Schneckenhaus, die spiralig wachsende Schlingpflanze und vieles mehr. Unser Körper macht dabei keine Ausnahme. Die diagonal angeordneten Muskeln des Rumpfes, der Aufbau des Fußgewölbes, der Verlauf der Knochenbälkchen im Oberschenkelhalsknochen, der Aufbau des Herzmuskels – vieles in unserem Körper deutet darauf hin, dass die Spirale das wichtigste Strukturprinzip für den menschlichen Körper ist. Es verkörpert gleichermaßen Ökonomie und Effizienz, Stabilität und Flexibilität.

Polaritätsprinzip und östliche Bewegungskunst

Die östlichen Bewegungskünste gründen sich seit jeher auf das Polaritätsprinzip von Yin und Yang. Sie definieren die menschliche Haltung und Bewegung über die dynamische Wechselwirkung von Kräften. Die Orientierung am Polaritätsprinzip macht »Sinn«, da wir das Wirken von Kräften sinnlich erfassen können. In der Grundschule des Kung Fu, Taijiquan und des Qigong liegt deshalb ein Hauptschwerpunkt auf der systematischen Entwicklung und Anwendung der Sinne und dabei insbesondere auf dem Kraft- und Stellungssinn. Die Sinne sind das Handwerkszeug, um die Gesetzmäßigkeiten wirkender Kräfte zu erforschen. Jede alltägliche Handlung (etwas tragen oder schieben) wird so zu einer willkommenen Gelegenheit, Erfahrungen im Umgang mit Kräften zu sammeln. Anstatt der Spielball wirkender Kräfte zu sein, wird der Lernende mit der Zeit zum aktiven Spieler wie ein Wellenreiter, der die Kraft der Wellen für sich nutzbar macht. So wird aus Anstrengung Mühelosigkeit und aus Ausgeliefertsein Kraft.

Viele Europäer kommen durch die östlichen Bewegungskünste zum ersten Mal in Kontakt mit einer Art des Denkens und Tuns, das sich am Polaritätsprinzip orientiert. Tatsächlich hat es auch bei uns eine lange Tradition, ist aber teilweise in Vergessenheit geraten. Große Philosophen wie Salomo Friedlaender (1871–1946) und seine polare Philosophie der »schöpferischen Indifferenz« und neuzeitliche Wissenschaftler wie Prof. Dr. Friedrich Cramer (*Süddeutsche Zeitung,* Magazin vom 28.11.1997) beziehen sich in ihren Ausführungen auf polare Prinzipien wie Resonanz, Rhythmus, Welle und Schwingung. Heute wird das Polaritätsprinzip von immer mehr Menschen als hilfreiches Ordnungs- und Strukturprinzip neu entdeckt.

Spiraldynamik® – Eine sinnliche Anatomie- und Bewegungslehre

Ein Beispiel für die kreative Wiederentdeckung des Polaritätsprinzips ist die *Spiraldynamik®*. Als ich Dr. Larsen, Mitbegründer der Spiraldynamik®, vor ein paar Jahren kennen lernte, öffneten sich für mich neue Horizonte im Umgang mit dem Wissen unserer traditionellen Anatomie- und Bewegungslehre. Ausgehend vom Polaritätsprinzip und seinen Erscheinungsformen in Mensch und Natur als spiralige Verschraubung, als Achter- und Wellenbewegung, ist es dieser

Forschungsgruppe gelungen, eine wissenschaftlich fundierte und gleichzeitig sinnliche und praxisrelevante Anatomie- und Bewegungslehre zu formulieren. Sie berücksichtigt, dass es das »Wesen« der Körperstruktur ist, sich an wirkenden Kräften auszurichten. Die menschliche Haltung und Bewegung wird so als ständige dynamische und flexible Anpassung an äußere Gegebenheiten definiert.

Wer die anatomisch gegebenen Grundprinzipien menschlicher Bewegungskoordination erkennt und bewußt wahrnimmt, kann zeitlebens an ihrer Verkörperung arbeiten.

Christian Larsen

Die *Spiraldynamik*® ist ein anatomisch begründetes Bewegungs- und Therapiekonzept. Aufbau und Wirkungsweise der Trainingsmethoden östlicher Tradition wird vor dem Hintergrund dieser innovativen westlichen Anatomie- und Bewegungslehre verständlich und fachübergreifend nutzbar! Dadurch kann sie einen wertvollen Beitrag zur Integration asiatischer Künste in unsere westliche Kultur leisten. Die Spiraldynamik® unterstützt das gefühls- und sinnenbetonte Spiel mit den Kräften. Ihr anatomisches Wissen darüber, wie sich die einzelnen Teile des Körpers in Abhängigkeit zueinander bewegen, ermöglicht es, mit den wirkenden Kräften anatomisch sinnvoll umzugehen.

Eigene Kompetenz entwickeln

Nichts ist so praktisch wie eine gute Theorie.

Kurt Levin, Gestaltpsychologe

Nichts ist so theoretisch wie eine gute Praxis.

Ludwig Frambach, Theologe

Geht es Ihnen auch so wie mir? Wenn ich bei der Arbeit den Überblick verliere, fühle ich mich gestresst, bin weniger produktiv und mache mehr Fehler. Wenn wir den Überblick gewinnen, erhalten wir mehr Gestaltungsspielraum und können unsere Kreativität entfalten. Das Polaritätsprinzip ist nicht nur ein stimmiges Erklärungsmodell für das Wirken von Kräften, sondern auch eine ausgezeichnete »Landkarte« auf dem Weg zur Entwicklung körperlicher Fähigkeiten.

Der große Vorteil der Arbeit mit dem Polaritätsprinzip ist seine praktische Anwendbarkeit. Sachverhalte lassen sich vereinfachen und für die praktische Arbeit auf das Wesentliche, die Nutzanwendung, reduzieren. So wie eine Landkarte gibt es uns einfach und übersichtlich alle zur Orientierung notwendigen Informationen. Die Einfachheit und Bildhaftigkeit der Darstellung kommt dabei den begrenzten Möglichkeiten unserer Vorstellungskraft und der sinnlichen Wahrnehmung entgegen.

Die räumliche Bewegung und Gegenbewegung der Gelenke und der sie bewegenden Muskeln zueinander (Spiralprinzip) und die zeitlich nacheinander erfolgende Anspannung und Entspannung der einzelnen Muskeln einer Muskelkette (Wellenprinzip) lässt sich mit dem Polaritätsprinzip sehr gut darstellen und einüben, auch ohne vertieftes Detailwissen über die Anatomie und Physiologie des Körpers. *Das Detailwissen ist in der Übung nicht sichtbar, aber in ihr enthalten.* Mit der Zeit wird über das Wachsen der eigenen Fähigkeiten das Verständnis für die menschliche Anatomie »lebendig«, und körperliche Prozesse werden erfühlt *und* verstanden. Auf diese Weise entsteht Bewegungsbewusstsein und die Fähigkeit, sich immer mehr theoretische Kenntnisse praxisrelevant zu erschließen und sich selbständig weiter zu entwickeln.

Die Arbeit mit dem Polaritätsprinzip fördert selbständiges prozess- und situationsorientiertes Denken und Handeln. Diese Art zu denken ist für die Anwendung einer Bewegungsschulung im Alltag zwingend notwendig, denn unser Alltag bietet uns selten ideale Bedingungen. Wenn wir in einem engen Vorratsraum Getränkekisten stapeln, können wir nicht »optimal« und wie aus dem Lehrbuch heben. Ein Maurer kann nicht für jeden einzelnen Stein in die Knie gehen. Werden Fähigkeiten jedoch situations- und prozessorientiert erworben und selbst Irritationen und Widrigkeiten des Alltags als Chance zur Veränderung und Weiterentwicklung verstanden, lässt sich auch in schwierigen Situationen eine möglichst kraftsparende Lösung finden.

Die menschliche Bewegungssteuerung

Mit der **Kraft ohne Anstrengung** als Kompass, der sinnlichen Wahrnehmung zur Standortbestimmung und mit dem Polaritätsprinzip als Landkarte sollte es nun ein Leichtes sein, die verschiedensten körperlichen Herausforderungen mit Bravour zu bestehen. Ganz so einfach ist es aber doch nicht. Es fehlt noch etwas Wesentliches – ein Steuer, um immer wieder den richtigen Kurs anzupeilen.

Sich allein auf die bewusste Bewegungssteuerung zu verlassen wäre trügerisch. Sie ist entwicklungsgeschichtlich die jüngste, störungsanfällig und in ihren Möglichkeiten begrenzt. Testen Sie diese Behauptung doch einfach einmal mit Ihrer Vorstellung von einer »korrekten« Haltung.

Stellen Sie sich auf eine Decke und versuchen Sie, eine Position einzunehmen, die mit dem Haltungsideal übereinstimmt, das man Ihnen vermittelt hat. Lassen Sie sich Zeit, die Füße, die Knie, das Becken, die Wirbelsäule, die Arme und den Kopf mit Hilfe Ihrer Muskeln in die Position zu bringen, die Sie für »richtig« halten. Bleiben Sie eine Weile so stehen und registrieren Sie, ob Sie sich wohl fühlen.

Begünstigt diese Haltung den Atem, verändert sich der Spannungszustand der Muskulatur so, dass Sie sich leicht und getragen fühlen? Wird das Stehen immer leichter für Sie? Könnten Sie so eine halbe Stunde lang stehen? Optimal wäre es nun, wenn Sie zwei Partner hätten, die die Decke an beiden Enden greifen und sie hin und her bewegen könnten. Können Sie die Störung Ihres Gleichgewichts von außen ohne Schwierigkeiten kompensieren? Lässt sich die kontrollierte Haltung aufrechterhalten? Fühlen Sie sich sicher?

Wenn Sie Ihre Haltung kontrollieren, werden Sie sich auf Dauer weder besonders wohl fühlen noch auf eine spontane Störung von außen angemessen reagieren können. Denn die Muskeln blockieren die Gelenke. Die bewusste Haltungskontrolle über die Muskulatur stört das freie Spiel mit den wirkenden Kräften und lässt sich unter sich ständig ändernden Gegebenheiten nicht aufrechterhalten. Dieser Umstand führt dazu, dass wir, sobald wir richtig loslegen, im Sport oder im Alltag unweigerlich alles Korrekte »vergessen« und uns wieder, so gut es geht, »durchwurschteln«. Es ist wie so oft: Kontrolle und Appelle nutzen wenig. Denken Sie beispielsweise an die Silvestervorsätze.

Probieren Sie dasselbe Experiment noch einmal, und versuchen Sie diesmal jedoch, gelassen zu stehen und innerlich reaktionsbereit zu sein, vergleichbar einem Tier, das ruhig steht und die Umgebung aufmerksam und vorsichtig beobachtet. Vertrauen Sie nur auf Ihre Reflexe.

Sie werden feststellen, dass Ihr Körper nach einiger Zeit reflexartig angemessen reagiert, ohne etwas bewusst dazu zu tun. Wenn Sie dieses Experiment eine Weile ausführen und sich passiv bewegen lassen, beruhigt sich der Atem, und ein körperliches Wohlgefühl stellt sich ein. Der ganze Körper reagiert spontan und flexibel, und Sie fühlen keine Anstrengung mehr.

Die menschliche Bewegungssteuerung ist komplex. Sich bewusst zu bewegen lässt sich eher mit dem Segeln auf einer Nussschale im offenen Meer als mit dem Autofahren in einer Großstadt vergleichen. Auf dem Wasser sind wir dem Wind, den Wellen und der Strömung ausgesetzt. Niemand kann die Elemente (Kräfte) beherrschen oder zwingen. Oft können wir nicht geradeaus, sondern müssen einen Zickzackkurs steuern. Die menschliche Bewegungssteuerung verlangt genauso wie das Segeln Einfallsreichtum, Kreativität und viel Erfahrung.

Resonanz statt Kontrolle

Um uns mühelos zu bewegen, gilt es, die unbewussten Steuerungsmöglichkeiten (Reflexe) zu erforschen und für uns zu nutzen. Dazu können wir nur *mit* dem Körper und nicht gegen ihn arbeiten. Wir können ihn dann indirekt steuern, indem wir Reflexe provozieren. Die indirekte Bewegungssteuerung arbeitet mit dem Prinzip der Resonanz (Reiz – Reaktion). Wenn wir also eine bestimmte Reaktion wünschen, müssen wir uns auf die Suche nach dem oder den sie auslösenden Reizen machen. Wollen wir uns beispielsweise entspannen, nützt es wenig, uns zu sagen: »Entspanne dich endlich.« Wir brauchen einen Entspannungsreiz. Das kann ein Gedanke an eine schöne Situation, eine kurze Rast auf einer Bank oder auch an eine Massage sein. Manchmal kann uns ein Reiz im ersten Moment unsinnig erscheinen, wenn wir beispielsweise erst einmal die Muskeln fest *an*spannen sollen, die wir eigentlich *ent*spannen wollen (progressive Muskelentspannung).

In der Unterrichtspraxis bleibt es stets eine neue Herausforderung, bis jeder die für sich passenden Reize findet. Es ist immer wieder erstaunlich, wie kreativ der Einzelne werden und wie viele Lösungsmöglichkeiten er finden kann. Die östliche Tradition kann uns mit ihrem über viele Jahrhunderte gesammelten Erfahrungsschatz bei dieser Suche unterstützen. Sie bietet eine Fülle von Bildern, Symbolen, Beispielen und Geschichten. Sie integriert nicht nur den Intellekt, sondern auch Gefühle, innere Bilder und Empfindungen in den Lernprozess.

Ein gutes Beispiel für den kreativen Einsatz der Vorstellungskraft sind die traditionellen Tierübungen des Qigong. Probieren Sie den Unterschied zwischen einer mechanischen und einer von inneren Bildern geführten Bewegung einmal aus:

Stellen Sie sich bequem hin und lassen Sie Ihre Arme seitlich am Körper baumeln. Heben und senken Sie nun die Arme an den Körperseiten, mit der Idee, Ihre Schultern zu lockern. Wie fühlen Sie sich dabei? Macht die Bewegung Sinn?

Stellen Sie sich nun vor, Sie seien ein majestätischer Kranich, der über eine schöne Landschaft fliegt. Lassen Sie sich Zeit, in diese Vorstellung einzutauchen. Wiederholen Sie nun noch einmal die beschriebene Bewegung. Spüren Sie den Unterschied?

Power-Response-Training

> ***Wenn du Menschen führen möchtest, stelle dich hinter sie.***
>
> Tao te king

Lernen ist eine spannende Sache, doch oftmals leichter gesagt als getan. Über die Auseinandersetzung mit meinen eigenen Lernschwierigkeiten ist mein Interesse am Wesen der menschlichen Bewegungssteuerung gewachsen. Mit der Zeit lernte ich, die unterschiedlichsten Traditionen, Stilrichtungen und Ausprägungen und ihre Lehrmethoden und Zielsetzungen kennen. Aus den methodisch wirksamen entstand die Idee zum **Power Response Training.** Das *Power-Response-Training* ist ein fachübergreifendes Unterrichtskonzept, das den Menschen, seine Motivation und seine Möglichkeiten und Grenzen konsequent als Ausgangspunkt für ein situations- und veränderungsorientiertes Bewegungstraining nimmt.

Das *Power-Response-Training* verkörpert die Idee »Kraft ohne Anstrengung«, orientiert sich am Polaritätsprinzip und nutzt unter anderem den jahrtausendealten Erfahrungsschatz der östlichen Bewegungskünste und das anatomische Know-how der Spiraldynamik®. Die Erfahrung hat gezeigt, dass der praxisorientierte Ansatz des *Power-Response-Training* sich fast überall mit Erfolg einsetzen lässt: in den klassischen Bewegungskünsten, im Sport, aber auch am Arbeitsplatz oder in alltäglichen Bewegungsabläufen.

Das *Power-Response-Training* hilft Ihnen, alltägliche Belastungen müheloser zu bewältigen und sie als Chance zur Weiterentwicklung zu nutzen. Um neue Erfahrungen und Erkenntnisse in praktische Fähigkeiten zu verwandeln, werden Sie immer wieder aufgefordert, sich bestimmten Aufgaben und Situationen zu stellen, die Sie aus Ihrem eigenen Alltag kennen und nachvollziehen können. Bei dem Versuch, diese zu meistern, werden Ihnen konkrete Hinweise zur Selbstbeobachtung und Ihre verfeinerte Körperwahrnehmung helfen, Ihr eigenes Verhalten zu analysieren. Erfahrungsgemäß werden in der Folge viele Fragen auftauchen. Wieso kann ich dies und wieso jenes nicht? Was hindert mich? Was könnte mir jetzt helfen? Konkrete Anregungen und Verweise auf anatomische Zusammenhänge werden Ihnen helfen, sich immer besser zurechtzufinden und Ihre Fertigkeiten zu vervollkommnen.

Statt genauer Vorgaben haben Sie so die Gelegenheit, Wesentliches der menschlichen Bewegungskoordination (Wirken von Kräften, Spiral- und Wellenprinzip, Reiz – Resonanz) über das eigene Erleben selbst herauszufinden. Bezogen auf die gestellte Aufgabe lässt sich dazu das Wissen und die Erfahrung unterschiedlicher Wissensgebiete, Arbeitsmethoden und Traditionen in den Lernprozess integrieren. Massagen, Atem-, Entspannungs- und Konzentrationsübungen unterstützen Sie dabei, Ihren Körper über alle Sinne zu erforschen und seine Funktionsweise zu be»greifen«. Der Wert der angebotenen Hilfen lässt sich daran messen, ob sie Ihnen helfen, die gestellte Aufgabe leichter und kraftvoller zu lösen.

Ihr Körper, Ihre Empfindungen, Erfahrungen, Fähigkeiten und Begrenzungen sind einzigartig. Auf Dauer kann es deshalb nur einen Bewegungsexperten für Sie geben, und das sind *Sie.* Vertrauen Sie im Zweifelsfall Ihrem Bewegungsgefühl und Ihren erbrachten Leistungen mehr als offiziellen Lehrmeinungen und Trainingsmethoden, seien sie auch noch so gut medizinisch, weltanschaulich oder trainingstechnisch begründet. Alle Lehrmeinungen sind letztlich nur erklärende und Informationen ordnende Systeme, die helfen, sich dem Wunder der menschlichen Bewegungskoordination anzunähern.

Das **Power Response Training** gibt Ihnen bewusst kein festes System an Übungen und Methoden vor, sondern schafft vielmehr einen Erfahrungsraum, indem Sie sich zusammen mit anderen oder allein ausprobieren und sich Fertigkeiten und Kenntnisse gleichermaßen aneignen können. Sie setzt auf die Fähigkeit des Menschen, Gelerntes und Erfahrenes zu verarbeiten und sich selbständig seinen eigenen Weg zu suchen. Die **Kraft ohne Anstrengung** als Leitidee kann Ihnen auf diesem Weg ein verlässlicher Kompass sein.

Als Vorbild für diese Art des Trainings können Ihnen die Spitzenathleten der östlichen Tradition, die Kampfkünstler, dienen. Von ihnen lässt sich lernen, wie man mit einfachsten Mitteln viel erreicht. Sie sind der lebende Beweis, dass es möglich ist, mit minimaler Ausrüstung und ohne die Errungenschaften der modernen Trainingsforschung Unvorstellbares zu leisten. Das Kernstück der traditionellen Ausbildung ist die *Selbstaneignung* des seit vielen Jahrhunderten überlieferten Erfahrungswissens durch vom Lehrer geleitetes Experimentieren und Ausprobieren.

Um das harte Kampftraining zu verkraften, gehört das Erlernen von Massagetechniken, Atem- und Konzentrationsübungen genauso zur Ausbildung wie ein intensives Kraft-, Ausdauer- und Beweglichkeitstraining. Die Selbstaneignung bringt es mit sich, dass die Lernenden nicht nur große Fähigkeiten entwickeln, sondern auch noch ganz nebenbei Experten für das Training von Grundfertigkeiten (Kraft, Ausdauer, Beweglichkeit), für regenerations- und bewegungstherapeutische Übungen, für die verschiedensten Massagetechniken und für Fragen der Ernährung und Lebensführung werden. Viele große Meister waren daher Ärzte, Philosophen, Akupunkteure, Chiropraktiker und Masseure.

Das »Innere Lächeln«

Jetzt könnten Sie eigentlich starten, doch halt – eines fehlt noch. Die Reise zu mehr Bewegungsqualität wird sicherlich eine lange – wenn es gut geht, sogar eine lebenslange werden. Sie sollten vor dem Start unbedingt noch das »Innere Lächeln« einpacken. Was wird Sie sonst bei Laune halten, wenn die erste Begeisterung verflogen ist und Sie Geduld mit sich und den Widrigkeiten einer langen Reise brauchen? Das »Innere Lächeln« ist ein stehender Begriff aus dem Taijiquan und dem Qigong. Es beschreibt eine innere, dem Lernen und dem Leben förderliche Grundhaltung. Das »Innere Lächeln« ist vergleichbar dem wohlwollenden und ermunternden Lächeln der Eltern, die ihrem Kind zuschauen, wie es sich bemüht, laufen zu lernen. Wenn wir uns während der Übungen selbst beobachten, können wir dies mit derselben Anteilnahme tun. So kann unser »inneres Kind« und seine Spielfreude zur Entfaltung kommen, und wir können unbeschwert ausprobieren, Fehler machen, neue Wege gehen und die Lust am Tun genießen.

Überzeugen Sie sich selbst von der Kraft des »Inneren Lächelns«. Machen Sie es sich bequem, schließen Sie die Augen, und versetzen Sie sich bewusst in eine Situation, in der Sie unter Druck gesetzt wurden. Lassen

Sie sich Zeit, in diese Situation einzutauchen. Nehmen Sie wahr, wie sich Ihre Atmung und der Spannungszustand in Ihren Muskeln verändert? Wie wirkt sich diese Stimmung auf Ihre allgemeine Selbstwahrnehmung aus?
Wiederholen Sie nach einer kurzen Pause das gleiche Experiment mit einer Situation, in der Sie so akzeptiert wurden, wie Sie sind, und in der Sie sich sehr, sehr wohl und zufrieden gefühlt haben.

Das Ergebnis dieser Übung wird Sie sicherlich nicht überraschen: In einer für uns angenehmen Situation atmen wir ruhiger, sind wir entspannter und aufnahmefähiger. Ob Sie die vielen Stationen Ihrer Reise, die Sie mit diesem Buch beginnen, als angenehm und förderlich erleben werden, liegt nicht zuletzt an Ihrer inneren Grundstimmung, mit der Sie sich selbst und den Erfolg Ihrer Bemühungen beobachten und bewerten. Wenn Ihnen das »Innere Lächeln« zwischendurch abhanden kommen sollte, hilft eine gehörige Prise Humor und ein wenig sanfte Selbstironie, es immer wieder zu finden.

2 Sitzen und Stehen – Wesentliches zur »Kraft ohne Anstrengung«

Allein durch das Stehen ist es möglich, die Meisterschaft im Qigong zu erreichen.

Qigong-Weisheit

Was haben ein Kung-Fu- (Kampfkunst), ein Qigong- (Gesundheit, Traditionelle Chinesische Medizin) und ein Zen- (Meditations-) Meister gemeinsam? Sie alle üben am Anfang und immer wieder stunden-, manchmal tagelang das Stehen und das Sitzen. Egal, ob sie üben, Ziegelsteine zu zertrümmern, die inneren Organe zu stärken, die Knochen zu härten oder ihren Bewusstseinshorizont zu erweitern, alle verwenden sie viel Zeit auf diese scheinbar banalen Aktivitäten.

Das Stehen und das Sitzen sind die einfachsten und grundlegendsten Bewegungsformen. Man könnte sie auch als Nicht-Übungen bezeichnen, da Sitzen und Stehen so wesentlich zu unserem Leben gehören. Stehen und Sitzen können Sie überall üben. Die ständige Möglichkeit, zu üben, und die unendliche Wiederholung ist das Potential der alltäglichen Bewegung. Erst durch diese Wiederholungen lassen sich eingefahrene Bewegungsmuster in Richtung Funktionalität, Flexibilität und subjektives Wohlfühlen verändern. Ein Meister hat einmal gesagt, dass viele Menschen beim Lernen des Kung Fu scheitern, nicht weil es so schwierig wäre, sondern weil das Wesentliche so einfach und banal erscheint, dass es leicht übersehen und nicht gewürdigt wird.

Komplexe Zusammenhänge lassen sich am besten anhand einfacher Beispiele verstehen. Im scheinbar simplen Stehen und Sitzen sind schon alle Bewegungsmöglichkeiten des menschlichen Bewegungsapparates angelegt. Werden sie im Stehen und Sitzen erst erfahren und eingeübt, ist es nicht mehr schwer, sie in die spezifischen Bewegungstechniken eigener Übungsmethoden oder im Alltag einfließen zu lassen.

Sitzen

Gehören auch Sie zu den Menschen, die am liebsten im Sitzen lesen? Beim Lesen schauen wir wie bei so vielen anderen Tätigkeiten immer nach unten und halten deshalb den Kopf ständig nach vorn geneigt. Zusätzlich beansprucht das Lesen unsere Augen. Es ist nur natürlich, dass nach einiger Zeit des Schmökerns Nacken- und Schultermuskulatur ermüden und sich eventuell Verspannungen im unteren Rücken bemerkbar machen.

Um bis zu dieser Stelle zu lesen, sitzen Sie bestimmt schon eine halbe bis dreiviertel Stunde. Vielleicht spüren Sie auch schon die ersten Anzeichen einer Ermüdung. Wenden wir uns deshalb zunächst dem mühelosen Sitzen zu, bevor wir uns ganz allgemein mit dem Aufbau und der Funktion des Bewegungsapparates befassen (siehe Seite 50 ff.).

Den unteren Rücken beleben

Vielen Menschen fällt es nicht leicht, den unteren Rücken zu entspannen. Verspannungen und eine unangenehme Starre in diesem Bereich hindert sie, diesen Bereich bewusst zu bewegen. Die meisten Bandscheibenvorfälle betreffen die Lendenwirbelsäule. Es ist deshalb etwas sehr Wertvolles, am Loslassen im Rücken zu arbeiten. Bevor Sie das »mühelose Sitzen« üben, ist es daher angenehm und hilfreich, den unteren Rücken zu beleben.

Setzen Sie sich dazu auf einen Stuhl und erspüren Sie durch ein Vor- und Zurückschaukeln des Körpers die Sitzbeine (deutlich wahrnehmbare knöcherne Kontaktpunkte des Beckens zur Unterlage). Schwingen Sie nun einmal in ein besonders ausgeprägtes Hohlkreuz, und übertreiben Sie dabei die Spannung nach vorn. Verlagern Sie dann das Gewicht nach hinten, und bilden Sie einen Buckel. Pendeln Sie nun langsam zwischen diesen beiden Stellungen hin und her.

Die Aufrichtung der Wirbelsäule

Wie sitzt man/frau eigentlich richtig? Halt dich gerade! Sitz aufrecht! Wenn du etwas hebst, geh in die Knie und halte den Rücken gerade! Diese Anweisungen kennen wir alle. Wir wissen aus der Rückenschule, dass beim Sitzen und Stehen die Wirbelsäule möglichst aufgerichtet sein soll, da sonst die Belastung auf den einzelnen Bandscheiben zu groß wird. Doch wie können wir diese Aufrichtung mühelos erreichen?

Die Wirbelsäule lässt sich gut mit einer Kette aus vielen Gliedern vergleichen. Nehmen Sie doch einmal versuchsweise eine Kette oder Schnur, und legen Sie sie in eine Doppel-S-Form auf den Boden, vergleichbar den Krümmungen der menschlichen Wirbelsäule. Versuchen Sie nun, die Kette in einer geraden Linie auszurichten. Als Erstes versuchen Sie es, indem Sie an verschiedenen Punkten die Schnur zur Mitte hin ausrichten. Sie werden feststellen, dass auf diesem Weg eine gerade Linie schwer zu formen ist. Nehmen Sie dann die Schnur an beiden Enden und ziehen Sie. Die Schnur ist sofort gerade. Vereinfacht ausgedrückt gilt für die Wirbelsäule dasselbe: Ihre Aufrichtung lässt sich am einfachsten durch Dehnen und Strecken in beide Richtungen erreichen.

Anhand der folgenden Übung können Sie das Dehnen und Strecken der Wirbelsäule selbst erfahren. Sie brauchen für diese Übung eine Decke (oder ein Handtuch) und einen Partner. Eine Person begibt sich auf die körperbreit ausgelegte Decke. Beide Füße werden neben der Decke auf-

gestellt, die Fußsohlen am Boden und die Knie angewinkelt. Der Liegende lässt sich nun etwas Zeit, im Liegen zu entspannen und den eigenen Körper und seine Auflage am Boden wahrzunehmen.

Als Nächstes begibt sich der Partner zum freien Ende der Decke. Durch Greifen der Decke und sanftes Zurücklehnen zieht der Partner nun langsam die Decke unter dem Körper weg. Durch das Trägheitsmoment des Körpers wird dadurch der untere Bereich der Wirbelsäule gedehnt und auf Zug gespannt. Der Liegende spürt der Übung eine Zeit lang nach.

Vorsichtig nimmt der Partner nun den Kopf des Liegenden in beide Hände und übt einen vorsichtigen Zug in die *Verlängerung* der Halswirbelsäule aus. An der Halswirbelsäule bitte nur mit äußerster Vorsicht arbeiten, mit wenig Kraft und viel Gefühl! Lassen Sie sich zum Ausprobieren Zeit. Der Partner legt dann den Kopf unter leichtem Zug wieder auf die Unterlage, so dass das Zuggefühl für den Liegenden auch im Nachhinein noch spürbar bleibt.

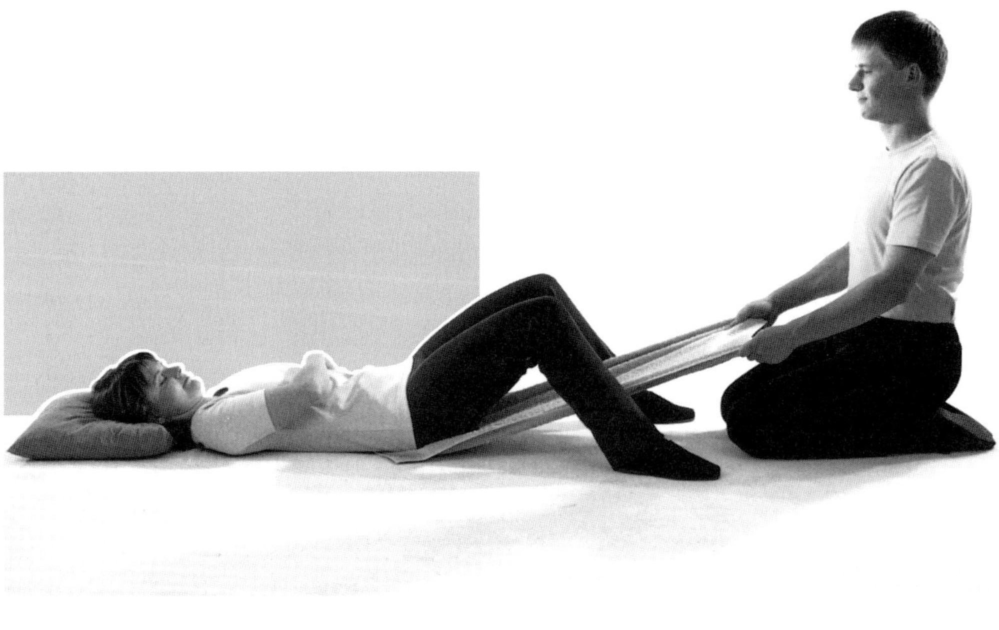

Zum Abschluss kann der Partner noch die Körperseiten dehnen. Dazu greift er mit beiden Händen unter den Körper und übt mit ein wenig Druck Streichbewegungen nach außen hin aus (beim Becken anfangen und bis zu den Schulterblättern durchführen). Zum Schluss kann er noch einmal die Arme in die Länge dehnen (den Arm jeweils leicht anheben und ein wenig ziehen). Beim Ablegen der Arme ist darauf zu achten, dass ein sanfter Zug erhalten bleibt. Dadurch entsteht ein Gefühl von Weite. Die Wirbelsäule darf dabei nicht aus der Mitte gezogen werden (also insgesamt wenig Kraft ausüben).

Der Liegende kann nun noch einmal nachspüren und die Veränderung registrieren. Lassen Sie sich bei der Übung Zeit, und bleiben Sie am Schluss zehn Minuten ruhig liegen und genießen Sie die angenehme Körperwahrnehmung. Speichern Sie dieses positive Körpergefühl. *Nehmen Sie es als Maßstab und Erkennungszeichen für ein gutes Sitzen und Stehen.* Die folgenden Übungen werden Ihnen helfen, dieses positive Gefühl sitzend und stehend zu erleben.

Wie man sich setzt, so sitzt man

Wenn Sie die vorangegangenen Übungen ausprobiert haben, konnten Sie sicherlich leicht feststellen, dass einiges für das Aufrichten durch Dehnen und Strecken spricht.

Wenn Sie bereits sitzen, können Sie die Wirbelsäule nur noch unzureichend dehnen, da sie sich logischerweise nicht mehr nach unten verlängern kann. Wenn Sie den unteren Rücken dehnen wollen, müssen Sie das also während des Setzens tun. Das ist leichter gesagt als getan. Denn auf dem Boden konnten Sie die Muskeln ganz entspannen und den Partner arbeiten lassen. Stehend ist das nicht möglich, da die Muskulatur ständig der Schwerkraft entgegenarbeiten muss, also nicht völlig locker lassen kann. Doch mit einem kleinen Trick lässt sich das Dehnen der Wirbelsäule sehr schön einüben.

Stellen Sie sich in einer schulterbreiten, parallelen Position vor einen Stuhl, und suchen Sie sich in Brusthöhe eine stabile Möglichkeit, um sich festzuhalten (z.B. an einem Fenstergriff). Halten Sie sich nun mit beiden Händen, und setzen Sie sich langsam schräg nach hinten unten auf den Stuhl. Lassen Sie Ihr Gewicht nach unten wirken. Halten Sie sich dabei mit der Kraft Ihrer Arme.

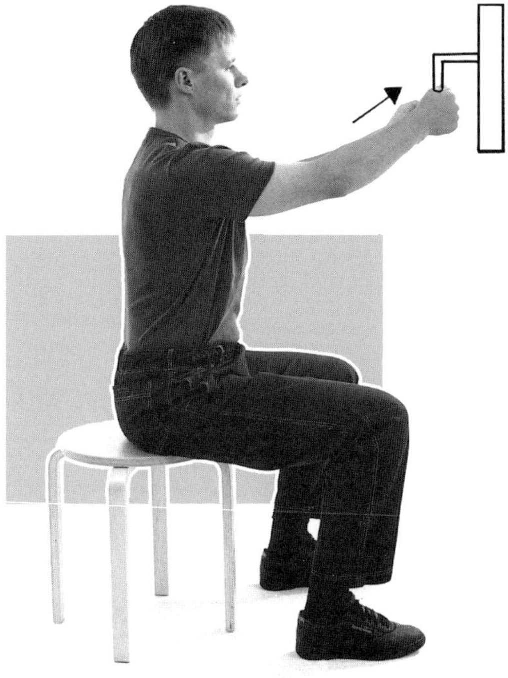

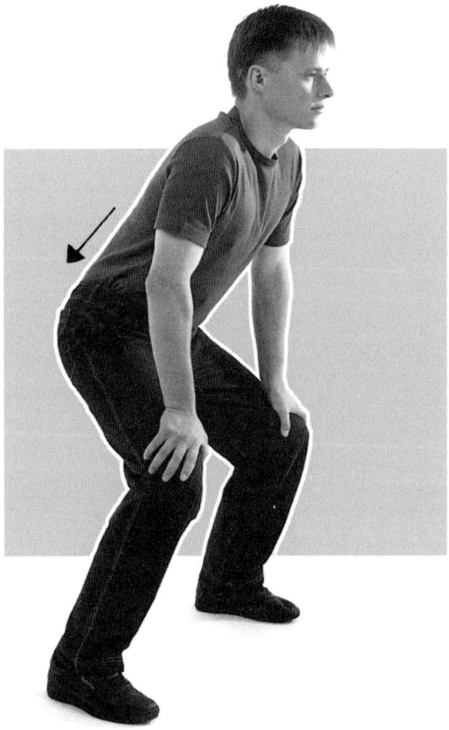

Den entstehenden Zug können Sie jetzt nutzen, um die Wirbelsäule in die Länge zu ziehen. Dies geschieht durch ein »Loslassen« (Nachgeben der Muskulatur) und nicht durch ein aktives Fixieren. Erinnern Sie sich an den Zug der Decke (siehe Seite 38). Sie können sich auch vorstellen, dass jemand ein Gummiband an Ihrem Hosenboden befestigt hat und Sie daran nach unten zieht und Sie dem Zug genüsslich nachgeben. In dem Moment, in dem Sie sich auf die Sitzfläche setzen, sollte der untere Teil der Wirbelsäule ganz gedehnt sein.

Lösen Sie nun langsam die Hände, und rollen Sie über die Sitzbeine nach hinten, bis das Becken ausbalanciert ist.

Je öfter Sie das »sich Setzen« wiederholen werden, desto weniger stark werden Sie sich festhalten müssen, bis Sie irgendwann ganz auf diese Hilfe verzichten können. Falls Sie keinen Griff zum Festhalten haben, können Sie sich auch mit den Händen auf den Schenkeln abstützen und so den Rücken lösen. Das Lösen des Rückens im Stehen erleichtert die Atmung, entlastet die Wirbelsäule und eignet sich als Ausruhhaltung bei schwerer Arbeit, beispielsweise im Garten oder beim Putzen.

Der Goldene Faden – Aufrichtung der Hals- und Brustwirbelsäule

Mit der vorherigen Übung konnten Sie sehr schön das Dehnen der unteren Wirbelsäule üben. Wie können Sie nun aber mühelos den oberen Bereich der Wirbelsäule dehnen? Probieren Sie doch einmal die folgenden Variationen aus:

Lassen Sie im Sitzen Ihren Kopf nach vorn hängen, und richten Sie ihn dann bewusst auf. Aktivieren Sie die Brustwirbel- und die Halswirbelsäule, indem Sie sich vorstellen, dass Sie am höchsten Punkt des Kopfes mit Hilfe eines goldenen Fadens nach oben gespannt werden. Diese Vorstellung wird Ihnen helfen, die Dehnung und Verlängerung nach oben zu spüren. Versuchen Sie dann, diese Position zu halten und sich, so gut es geht, zu entspannen.

Lassen Sie nun im Sitzen Ihren Kopf nach hinten hängen und richten Sie sich dann auf. Halten Sie die erreichte Position, und entspannen Sie sich erneut. Spüren Sie einen Unterschied?

Wahrscheinlich ist es viel angenehmer für Sie, diese Position von hinten her einzunehmen und ausbalanciert zu halten. Das liegt an unseren Alltagsge-

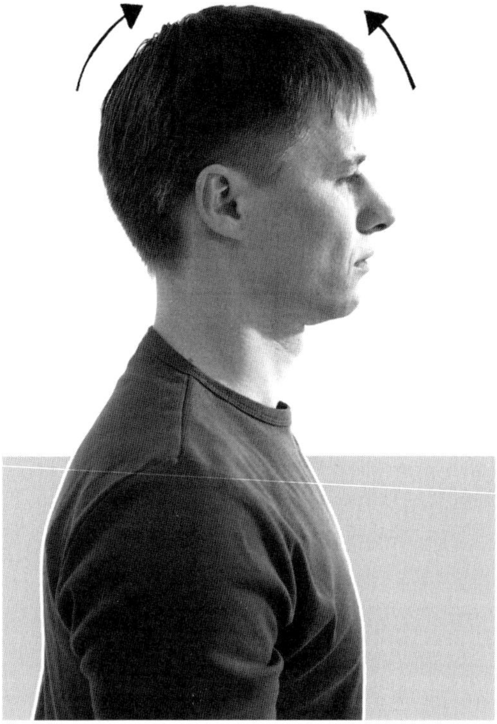

wohnheiten. Die meisten von uns ausgeführten Tätigkeiten erfordern es, dass wir den Kopf geneigt halten. Gerade jetzt beim Lesen schauen Sie wahrscheinlich nach unten. Wenn wir schreiben, abwaschen oder Fahrrad fahren, halten wir unseren Kopf nach vorn geneigt. Unser Kopf ist sehr schwer. Sein Gewicht macht ein Sechstel unseres Gesamtgewichts aus. Der Kopf übt also die ganze Zeit einen starken Zug nach vorn aus, der Nacken ist gebeugt, und oft gibt mit der Zeit auch die Brustwirbelsäule dem Zug nach. Das führt dazu, dass die Muskeln, die unseren Kopf und die Hals- und Brustwirbelsäule aufrichten könnten, erschlaffen, und die Muskeln, die dafür nachgiebig sein müssten, sich verkürzen und verspannen.

Die zweite Variante der Kopfaufrichtung ist eine hilfreiche Übung, um bei einseitiger Tätigkeit beginnender Nackensteifheit vorzubeugen und unseren Alltagsbelastungen entgegenzuwirken. Lernen Sie nun, wie Sie sich noch müheloser setzen, gleichzeitig den Nacken lockern und entlasten und von hinten her die Aufrichtung bewerkstelligen können. Dabei gilt es, die Bewegung des Nackens und die Augenbewegung in eine Gesamtbewegung zu integrieren. Sie ist für die Bewegungssteuerung hilfreich, weil die Nackenmuskulatur und die Augenbewegung eng mit dem Gleichgewichtssinn korrespondiert.

Mühelos setzen

Wenn Sie sich des »Loslassens« im Rücken noch nicht sicher sind, halten Sie sich ruhig wieder an einem Haltegriff fest. Schauen Sie nach vorn, und fixieren Sie einen Punkt, ohne zu starren. Setzen Sie sich nun nach hinten unten, geben Sie dem Zug aber nicht nur im unteren Rücken, sondern auch im Nacken nach. Schauen Sie weiterhin auf den Punkt und entspannen Sie bewusst den Nacken. Fällt es Ihnen nun leichter, sich zu setzen?

Wenn Sie nach hinten über die Sitzbeine rollen und das Becken ausbalancieren, richtet sich die Wirbelsäule auf. Nutzen Sie diesen Impuls, um den Nacken mit Hilfe der Vorstellung vom »Goldenen Faden« (Seite 41 f.) aufzurichten.

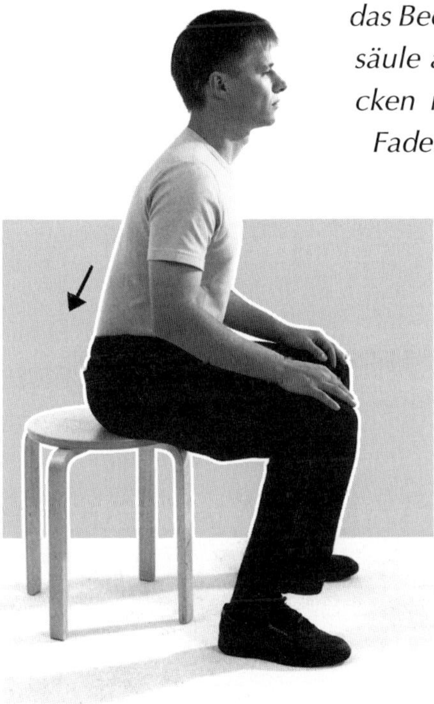

Setzen – Nacken lockern

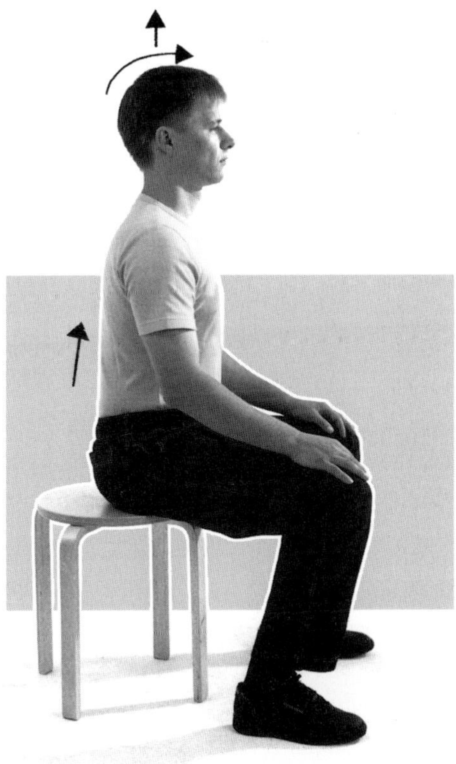

Aufrichtung

In der Endposition spricht man von einer Dehnspannung der Wirbelsäule. Diese wird durch nach oben und unten wirkende Kräfte aufgebaut. Die Wirbelsäule orientiert sich dabei, so gut es geht, am Wirken der Schwerkraft. Um die Dehnspannung aufrechtzuerhalten, bedarf es nur noch sehr wenig Kraft. Entspannen Sie sich deshalb so gut wie möglich. Lassen Sie alle willentliche Anstrengung los, ohne aber die Dehnspannung nach oben und unten dadurch aufzulösen. Spielen Sie mit der Dehnspannung, indem Sie sich über die Sitzbeine sanft nach vorn und hinten schaukeln lassen.

Erspüren Sie über das Schaukeln Ihr Bewegungszentrum, den Schwerpunkt des Körpers im Unterbauch? Wenn Sie beide Hände übereinander auf den Unterbauch legen, wird es Ihnen leichter fallen, Ihre Mitte zu erspüren. Lassen Sie das Schaukeln langsam ausklingen. Nehmen Sie wahr, wie die Spannung im Bauchraum sich lösen kann und wie der Atem Raum gewinnt. Die Atembewegung massiert jetzt die inneren Organe.

Mühelos aufstehen

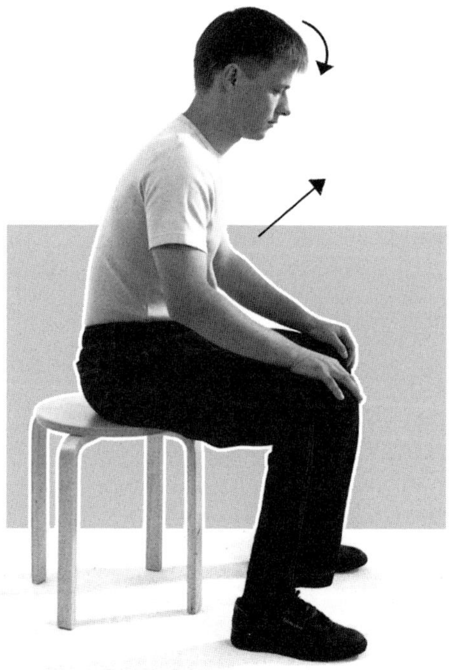

Um mühelos aufzustehen, schaukeln Sie einfach über die Sitzbeine nach vorn. Spüren Sie die Spannung, die in den Beinen entsteht. Geben Sie der Schwerkraft nach, indem Sie den Kopf ein klein wenig hängen und den Rücken rund werden lassen (Gegenbewegung zum Setzen). Die ganze Wirbelsäule sollte nun einen leichten Spannungsbogen nach vorn bilden.

Durch diese Position kommt die Nacken- und Rückenstreckmuskulatur unter Spannung. Ab einem bestimmten Neigungswinkel können Sie die Kraft aus den Beinen spüren. Dann ist es ein Leichtes, sich von unten nach oben in einer wellenförmigen Bewegung, Gelenk für Gelenk zum Stehen aufzurichten.

Das »Bewegte Sitzen« – Setzen und Aufstehen im Wechsel

Im Liegen war das Dehnen der Wirbelsäule einfach, da Sie sie von beiden Seiten abwechselnd ziehen konnten. Im Stehen ist das schon viel schwieriger, da wir nur einen Bezugspunkt nach oben haben. Die Wirbelsäule aufrichten ist so, wie wenn Sie eine Bettdecke aufschütteln: Die Decke nehmen wir an einem Ende, schütteln sie auf, und dieser Impuls setzt sich in einer wellenförmigen Bewegung vom Körper weg fort. Im entscheidenden Moment ziehen wir die Decke wieder zurück, so dass sie nun gerade aufliegen kann. Die Aufrichtung der Wirbelsäule geschieht nach demselben Prinzip.

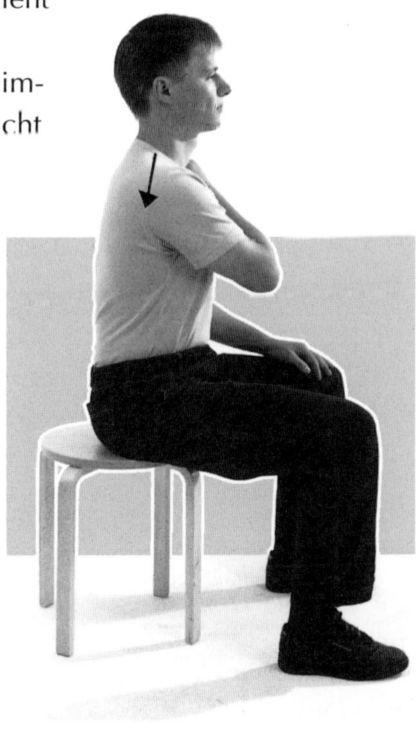

Üben Sie das Setzen, Sitzen und Aufstehen immer wieder im Wechsel. Dabei müssen Sie nicht jedes Mal aufstehen. Es reicht schon, wenn Sie Ihr Gewicht über die Sitzbeine nach vorn bringen und den Impuls zur Aufrichtung nach oben zulassen, bis Sie die Sitzfläche fast nicht mehr spüren und sich dann wieder nach hinten setzen. Üben Sie so lange, bis Sie ein Gefühl für Leichtigkeit, Mühelosigkeit, aber auch von Stabilität und Kraft wahrnehmen.

Probieren Sie die gewonnene Stabilität doch einmal aus: Begeben Sie sich in die Dehnspannung der Wirbelsäule, und lassen Sie sich von einem Partner Druck auf beide Schultern geben. Halten Sie nicht gegen den Druck, sondern lassen Sie ihn einfach durch den Körper gehen. Spüren Sie, wie die Kraft über Ihre Wirbelsäule abgeleitet wird. Sie brauchen keine willkürliche Anstrengung (aktive Muskelspannung) mehr, um diese Situation zu meistern. Probieren Sie das Gleiche auch in einer erschlafften und einer angestrengten Haltung, um den Unterschied zu spüren.

Mit einem Stuhl, der bei jeder größeren Beanspruchung knarzt, lässt sich das »Bewegte Sitzen« besonders gut üben. Je weniger Sie also hören, umso besser.

Mühelos sitzen

Um irgendwann einmal mühelos sitzen zu können, ist das Wesentliche zunächst das »Sichsetzen«. Die Dehnspannung der Wirbelsäule ist für uns eine Wohltat und gleichzeitig die Voraussetzung, um lange kraftvoll sitzen zu können. In dieser Position wirkt die Schwerkraft in optimaler Weise nach unten. Die Muskeln balancieren diese Position aus und können auch auf kleinste Veränderungen mühelos reagieren.

Ideal wäre es, im Setzen alle Wirbel möglichst exakt übereinander zu lagern, um so eine möglichst große Stabilität zu erreichen. Dabei ist es von entscheidender Bedeutung, die Position über ein Dehnen und Lösen zu finden und sich dabei nicht anzustrengen oder in eine »korrekte« Haltung zu zwingen. *Wenn wir uns nach dem Prinzip der* **Kraft ohne Anstrengung** *bewegen, ist die Aufrichtung der Wirbelsäule eine logische Konsequenz aus der Bewegung und ihre Ausrichtung an der Schwerkraft. Sie bedarf langfristig keiner Korrektur oder Kontrolle.*

Die Wirbelsäulendehnung durch Streckung ist nicht einfach, da es am Anfang nicht ohne weiteres gelingt, jedes einzelne Wirbelgelenk auseinander zu ziehen und dadurch die Bandscheiben zu weiten. Haben Sie also Geduld mit sich, und würdigen Sie jede positive Veränderung. Um dieses Gelenkspiel zu ermöglichen, müssen auch die kleinen und kleinsten Muskeln des Rückens, die oft nur über einen oder mehrere Wirbel ziehen, in die Bewegung integriert werden. Es ist das Potential dieser Art des Sitzens, auch die tief liegenden Muskeln zu erreichen und so auch hartnäckige Verspannungen und Blockaden aufzuspüren und mit der Zeit zu lösen.

Das mühelose Sitzen löst aber nicht nur hartnäckige Verspannungen, sondern stärkt auch nach und nach die für das Sitzen notwendige Muskulatur. Das Nicht-Anstrengen baut Kraft auf und durchbricht so den Teufelskreis von Verspannung und Erschlaffung. Die Rückenmuskulatur wird durch das Verzichten auf eine Lehne nach einiger Zeit so gestärkt, dass auch langes Sitzen nicht mehr ermüdet oder schmerzt.

Sitzen in der Stille

Die Sitzhaltung, die Sie soeben kennen gelernt haben, ist »die« klassische Sitzhaltung der verschiedensten östlichen und westlichen Traditionen der Meditation und Kontemplation, auch wenn sie in vielfältigen Variationen, zum Beispiel im Lotussitz, auf dem Meditationskissen usw. geübt wird. In den einzelnen Übungstraditionen sitzt man häufig viele Stunden am Tag unbewegt in dieser Haltung. Menschen, die diese geistigen Übungen praktizieren, sind Experten für langes und müheloses Sitzen. Lassen Sie sich nun von diesen Übungswegen inspirieren, und sitzen Sie eine Weile in der Stille, um sich mehr und mehr in diese Haltung hineinzuspüren. In der Ruhe und dem körperlichen Nachspüren können wir Gelerntes am besten »verdauen«.

Sitzen in der Stille ist der relative Ruhepunkt im ständigen Ineinanderschwingen von Setzen und Aufstehen.

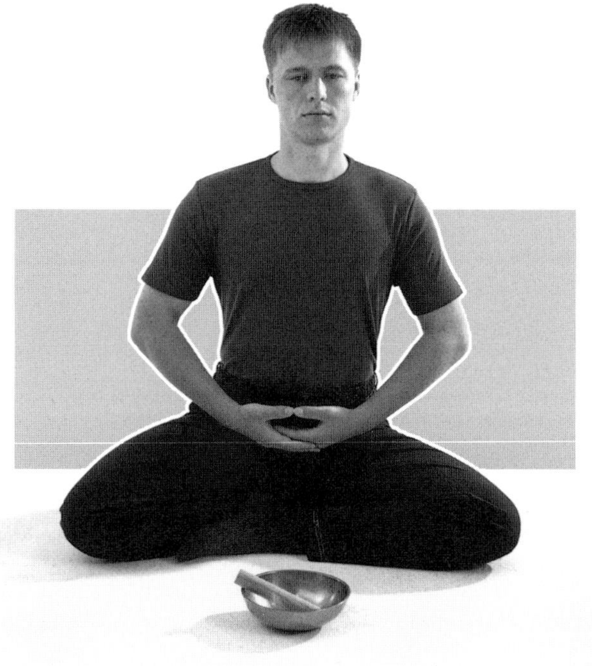

Gedicht über das Sitzen

Tue nichts mit dem Körper, als ihn entspannen,
schließe fest den Mund und bleibe still.
Leere deinen Geist und denke an nichts,
ruhe bequem in deinem Körper wie ein hohler Bambus,
weder gebend noch nehmend.
Bringe deinen Geist zur Ruhe.
Der große Weg ist ein Geist, der an nichts haftet.
Dies übend, wirst du Meisterschaft erreichen.

Tilopa

Sitzen im Alltag

Betrachten wir unseren Tagesablauf, müssen wir feststellen, dass wir heutzutage in einer »Sitzgesellschaft« leben. Viele Menschen verbringen die meiste Zeit des Tages im Sitzen. Denken Sie nur daran, wie oft am Tag Sie sich setzen! Ab jetzt können Sie dabei jedes Mal etwas Gutes für sich und Ihren Rücken tun. Wenn Sie sich bewusst hinsetzen, können Sie jedes Mal die Wirbelsäule dehnen und die Dehnspannung nach oben und unten aufbauen. Die Problemzonen unterer Rücken und Nacken lassen sich dabei bewusst entspannen.

Denken Sie daran: Die effektivsten Übungen sind solche, die wir im Alltag immer und immer wiederholen können. Deshalb ist das »Sichsetzen« ideal für »Trainingsmuffel« und Menschen mit wenig Freizeit. Wenn Sie das »Sichsetzen« achtsam üben, wird Ihnen der Bewegungsablauf schon bald in Fleisch und Blut übergehen. Dann haben Sie einen großen Schritt in Richtung **Kraft ohne Anstrengung** getan.

In Kapitel 3 werden Sie noch erleben, wie die Bewegungsmuster des Setzens und Aufstehens Ihnen im Alltag helfen können, schwere Dinge zu heben, zu ziehen oder zu schieben, und wie Sie auf diese Weise Ihre Bandscheiben bei schwerer Beanspruchung entlasten.

Ein kleiner Tipp zum Schluss: Achten Sie beim Weiterlesen und im Alltag auf gute Sitzmöbel. Unbequeme und unfunktionale Sitzmöbel machen schlaff, strengen an und machen müheloses und kraftvolles Sitzen unmöglich.

Ge»lenke« lenken, Knochen übertragen, Muskeln erzeugen Kräfte

Im letzten Kapitel konnten Sie die **Kraft ohne Anstrengung** praktisch erleben. Ich hoffe, Sie sitzen nun mit einem ganz neuen Sitzgefühl und sind dadurch auf die körperlichen Zusammenhänge neugierig geworden, die hinter der »Kraft ohne Anstrengung« stecken.

Die Bewegungsmuster des »Sichsetzens« und des »mühelosen Aufstehens« fließend und kraftvoll auszuführen ist nur möglich durch ein komplexes Zusammenspiel von Knochen, Gelenken, Bändern, Sehnen und Muskeln. Das Zusammenspiel unterliegt festen »Spielregeln«, die sich aus dem Aufbau, den anatomischen Besonderheiten und den wahrzunehmenden Aufgaben ableiten lassen. Damit Sie die Spielregeln der menschlichen Bewegungskoordination ohne größere Schwierigkeiten verstehen und anwenden können, wird dieses Kapitel Ihnen den Aufbau und die Funktion der einzelnen Bausteine unseres Bewegungsapparates verdeutlichen.

Der passive Bewegungsapparat

Unsere Knochen und ihre Verbindungen, die Gelenke, bilden die innere Struktur des Körpers, an dem die Muskulatur ansetzt. Auf und über die Knochen und Gelenke wirken Kräfte, zum Beispiel die Schwerkraft, der Putzeimer oder die Einkaufstasche. Über die Ge»lenke« lassen sich diese Kräfte lenken. Zusammen mit den Bändern, die helfen, die Gelenke zu stabilisieren, bilden die Knochen und Gelenke den passiven Bewegungsapparat.

Aufbau der Knochen

Die Knochen haben im Verhältnis zu ihrer Belastbarkeit ein geringes Gewicht. Knochen sind hart und haben eine hohe Festigkeit. Vor allem an ihren Enden sind sie durch die spezielle Anordnung der Knochenbälkchen besonders stabil für Zug- und Druckbelastungen.

Funktion der Knochen

Die Knochen erfüllen verschiedene Funktionen:

- Halte- und Stützfunktionen
- Schutz empfindlicher Körperteile (z.B. Brustkorb)
- Kraftübertragung und Ableitung

Strecken Sie doch einmal einen Arm ganz durch, machen Sie mit der Hand eine Faust, ohne sich anzustrengen. Klopfen Sie nun mit der Handfläche der freien Hand von vorn auf die Faust. Spüren Sie, wie sich die Kraft über den Arm auf den Körper überträgt? Durch das Klopfen auf die Faust lässt sich die kraftübertragende Funktion der Knochen besonders gut wahrnehmen.

Aufbau der Gelenke

Die ein Gelenk bildenden Knochen sind von einer Gelenkkapsel umgeben. Die Knochenenden sind mit Knorpel überzogen. Die äußere Schicht der Gelenkkapsel hat eine hohe Widerstandsfähigkeit gegen Zugkraft. Sie wird durch kräftige Bänder verstärkt. In der Gelenkkapsel wird die Gelenkflüssigkeit produziert. Sie schmiert die Gelenke und versorgt den Gelenkknorpel mit Nahrung.

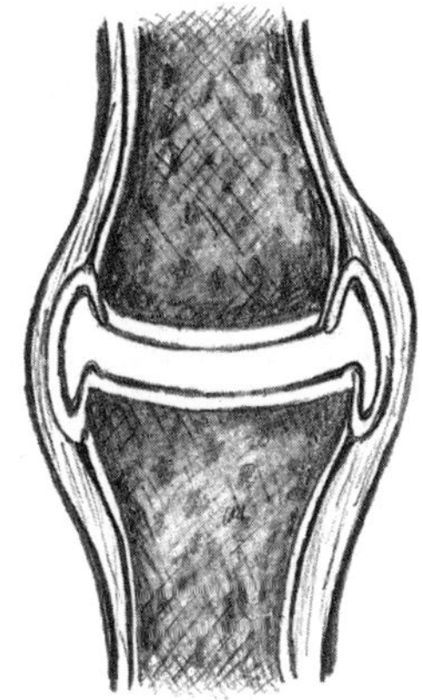

Funktion der Gelenke

Zu den vielfältigen Aufgaben der Gelenke gehören:

- Die Gelenke verbinden die Knochen und erlauben durch ihre Flexibilität die Bewegung der Extremitäten und des Rumpfes.
- Jedes Gelenk hat in der Gelenkkapsel einen Spielraum (siehe Dehnung der Rückenwirbel mit Hilfe der Decke, Seite 37 f.). Dieser ist wichtig, um Stöße abdämpfen zu können. Zusammen mit den Muskeln nehmen die Gelenke eine Pufferfunktion wahr.
- Das Gelenkspiel ermöglicht die Vordehnung der Muskulatur und somit eine größere Kraftentfaltung.

Der aktive Bewegungsapparat

Die Skelettmuskulatur bewegt die Knochen und Gelenke und bildet den aktiven Bewegungsapparat. Ohne die Aktivität der Muskulatur wäre die Bewegung der Knochen und Gelenke unmöglich.

Aufbau der Muskulatur

Eine Bindegewebsschicht umhüllt jeden Muskel. Dieses Bindegewebe wird auch *Muskelfaszie* genannt. Es bildet eine Gleitschicht um den Muskel, um die Reibung an anderen Muskeln zu vermindern, und gibt dem Muskel zusätzlich seine äußere Form. Die einzelnen Faserbündel eines Muskels werden von einem etwas dünneren Bindegewebe umhüllt. In dieser Schicht verlaufen Nerven und Blutgefäße, die die Muskelfasern versorgen. Die verschiedenen Bindegewebsschichten gehen an den Muskelenden in die Sehne über. Die Sehnenenden sind mit dem Knochen, an dem sie ansetzen, verwachsen. Jeder Muskel zieht über mindestens ein Gelenk, manche über zwei und mehr.

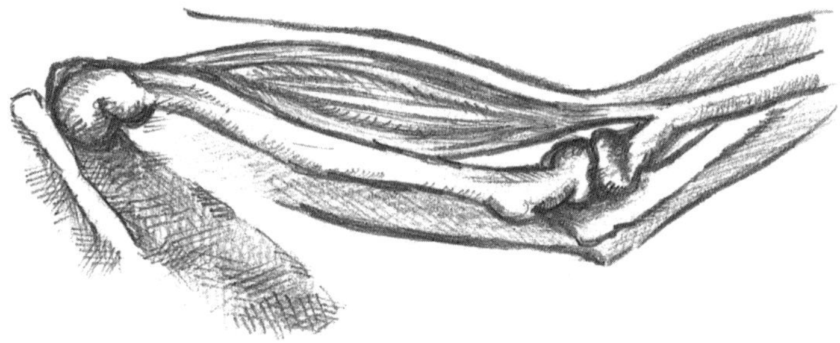

Funktion der Muskulatur

Muskeln sind elastisch, lassen sich dehnen und können sich zusammenziehen (verkürzen). Die verschiedenen Eigenschaften sind wichtig, damit sie in der Lage sind, ihre vielfältigen Aufgaben zu erfüllen. *Die größte Kraft entfalten sie, wenn diese Eigenschaften kombiniert werden.*

Die Aufgaben der Muskulatur sind:

- Krafterzeugung
- Bewegung der Knochen und Gelenke
- Stoßdämpfung
- Sicherung des Gleichgewichts
- Sicherung der Bewegungsführung über die Gelenke
- Schutz und Förderung der inneren Organe und der Atmung

Das Zusammenspiel von Knochen, Gelenken und Muskeln

Wenn sich ein Teil des Körpers bewegt, bewegen sich alle Teile.

Taijiquan-Prinzip

Die Bausteine der menschlichen Bewegungskoordination sind Ihnen inzwischen bekannt. Nun ist es Zeit für die einführenden »Spielregeln«: Wie passt im Körper was zusammen? Denn erst das harmonische Zusammenspiel des aktiven und passiven Bewegungsapparates gibt dem Körper die nötige Stabilität und ermöglicht Mobilität und Flexibilität. Aktiver und passiver Bewegungsapparat sind untrennbar miteinander verwoben.

Kein Muskel kann isoliert bewegt werden, da alle Muskeln über die Gelenke und die Knochen miteinander verbunden sind. Jeder Muskel und jede Muskelgruppe hat einen oder mehrere Gegenspieler. Zusammen ermöglichen sie die Bewegungen eines oder mehrerer Gelenke. Verkürzt oder dehnt sich ein Muskel, überträgt sich die muskuläre Bewegung über die Sehnen auf die Knochen und über diese auf das Gelenk. Die Bewegung eines Gelenks löst also immer eine Kettenreaktion aus.

Es nützt daher für die Entstehung praktischer Fähigkeiten wenig, Muskel für Muskel, Gelenk für Gelenk zu studieren. Der Weg zu einem Bewegungsverständnis, das »Spiel«raum für die eigene Entfaltung schafft, führt nur über das Studium der ständigen Kettenreaktionen von Spannung und Entspannung, Dehnung und Verkürzung der Muskulatur und der damit gekoppelten Weitung und Komprimierung der Gelenke – sowie der Beugung und Streckung der *Knochen* in den Gelenken.

Bewegung und Kraftsinn

Es ist dem Menschen nicht möglich, alle Muskeln genau zu spüren und zu kontrollieren. Muskeln der Extremitäten lassen sich leichter spüren als die des Rumpfes. Für die Hände haben wir mehr Gefühl als für die Füße. Die großen Rückenmuskeln können wir zum Beispiel leichter aktivieren als die kleinen Muskeln entlang der Wirbelsäule. Wenn wir entspannt im Bett liegen, nehmen wir die Muskeln unspezifisch wahr: Wir spüren Wärme und Schwere, aber kaum die einzelnen Muskeln. Nur wenn ein Muskel nicht in Ordnung ist und schmerzt, können wir ihn über die Schmerzrezeptoren stärker wahrnehmen. Am besten nehmen wir jene Muskeln, die an einer Bewegung beteiligt sind, wahr, wenn die Belastung steigt, der Muskel aufgrund einer Verletzung schmerzt (Muskelkater, Faserriss, Entzündung) oder durch Einwirkung von außen (z.B. Massage, Wärme) angeregt wird.

Die Muskeln, die an einer Bewegung teilnehmen, können wir also nur unspezifisch spüren, aber die Richtung der wirkenden Kräfte, die durch sie entfaltet werden, lassen sich sehr wohl wahrnehmen. Am einfachsten ist dies, wenn die Bewegung einen Widerstand überwinden oder aufnehmen muss. Das eigene Körpergewicht, die Schwerkraft und der Widerstand des Untergrunds, auf dem wir stehen, ermöglicht die Wahrnehmung und die Nutzung von Kräften.

Das beste Beispiel für die Arbeit mit Widerständen sind die Kampfkünstler. Sie stellen sich extremen Widerständen und gewinnen dadurch große Fähigkeiten. Die Kampfkünste bewegen sich dabei im Grenzbereich der menschlichen Bewegungsfähigkeit und seiner psychischen Belastbarkeit. Sie sind deshalb ein geeigneter Prüfstein für Bewegungskonzepte und Lernstrategien. Die Auseinandersetzung mit den Partnerübungen der Kampfkünste war für die Verwirklichung der Idee von der **Kraft ohne Anstrengung** von unschätzbarem Wert und waren Vorbild für viele Übungen in diesem Buch.

Bewegung und Widerstand:

- Über das Wirken von Kräften erschließt sich ein Zugang zur Wahrnehmung der Bewegung.
- Durch die gezielte Arbeit mit Widerständen und wirksam werdenden Kräften lassen sich funktionale Bewegungsmuster und später funktionale Kraft, Dehnfähigkeit und Ausdauer systematisch entwickeln.

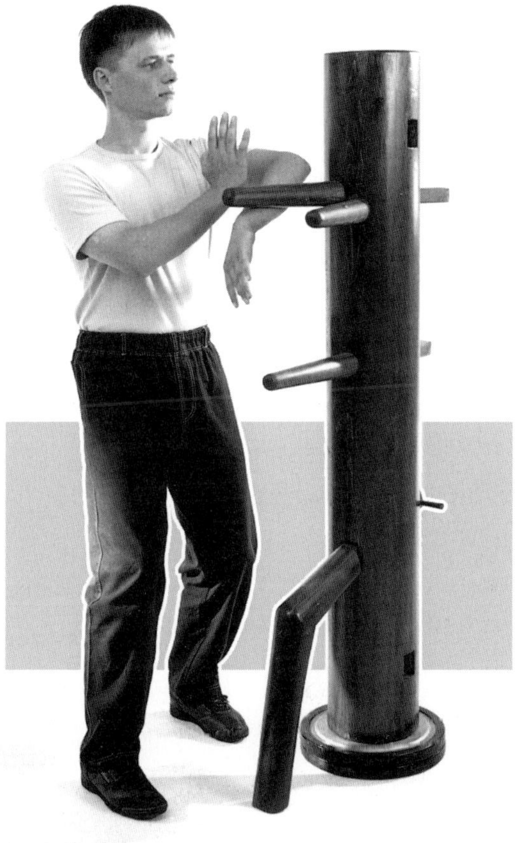

Üben mit Widerstand, zum Beispiel an der Holzpuppe, einem klassischen Übungsgerät des Kung Fu

Die elastische Kraft

Stellen Sie sich bitte aufrecht hin, und springen Sie dann ein paarmal in die Höhe. Beobachten Sie sich dabei selbst: Was müssen Sie als Erstes tun? Wenn Sie hochspringen wollen, müssen Sie zuerst nach unten in die Knie gehen und Kraft sammeln. Aus der Beugung entwickelt Ihr Körper die Kraft für die Streckung.

Gehen Sie nun noch einmal bewusst in die Knie und suchen Sie den Punkt, von dem aus Sie am höchsten springen können. Dieser Punkt ist leicht zu fin-

Wenn du den Partner nach unten führen willst, führe ihn zuerst nach oben, wenn du ihn nach rechts führen willst, führe ihn zuerst nach links.

Taiji-Prinzip

den. Am Anfang der Beugung nimmt die sich entwickelnde Kraft zu. Ab einem gewissen Punkt wird sie wieder spürbar weniger. Wenn Sie den kraftvollsten Punkt gefunden haben, verlagern Sie das Gewicht leicht in Richtung Zehen und versuchen Sie dann, den inneren Impuls zur Streckung (zum Hochspringen) wahrzunehmen, und verweilen Sie dann eine Zeit lang in dieser Spannung. Wie viel Anstrengung spüren Sie? In diesem Moment der Bewegung ist die subjektive Anstrengung am niedrigsten, aber die objektiv gespeicherte Kraft am größten.

Die physiologische Erklärung für dieses Phänomen ist relativ einfach: Es liegt an der Arbeitsweise der Muskulatur. Wenn ein Muskel arbeitet, dabei seine Länge verändert und das Gelenk, auf das er wirkt, bewegt, spricht man von dynamischer Muskelarbeit. Es wird in der Regel unterschieden zwischen aktiver und passiver Muskelarbeit.

Passive Muskelarbeit: Um eine Bewegung abzubremsen, dehnt der Muskel sich unter der dabei auf ihn wirkenden Belastung. Dabei wird in den elastischen Anteilen des Muskels die auf ihn wirkende Kraft gespeichert (Prinzip der elastischen Feder oder einer Bogenspannung). Diese gespeicherte Kraft wird in der Trainingslehre als *Muskelaktionsenergie* und in der östlichen Literatur als *Jing* bezeichnet. Es gibt noch einen schönen Begriff, der viel über die Qualität dieser Muskelarbeit aussagt, den der »elastischen Kraft«.

Aktive Muskelarbeit: Um einen Widerstand zu überwinden, verkürzt sich der Muskel.

Die elastische Kraft:

- Die passive Muskelarbeit ist der aktiven Muskelarbeit im Hinblick auf Kraftausdauer und maximaler Kraftentfaltung überlegen.
- Ein Muskel ist bis zu 40 Prozent stärker, wenn er maximal passiv arbeitet. Dazu muss er um 1/5 seiner Länge im Ruhezustand gedehnt werden. Wird er darüber hinaus gedehnt, nimmt die Kraft wieder ab.

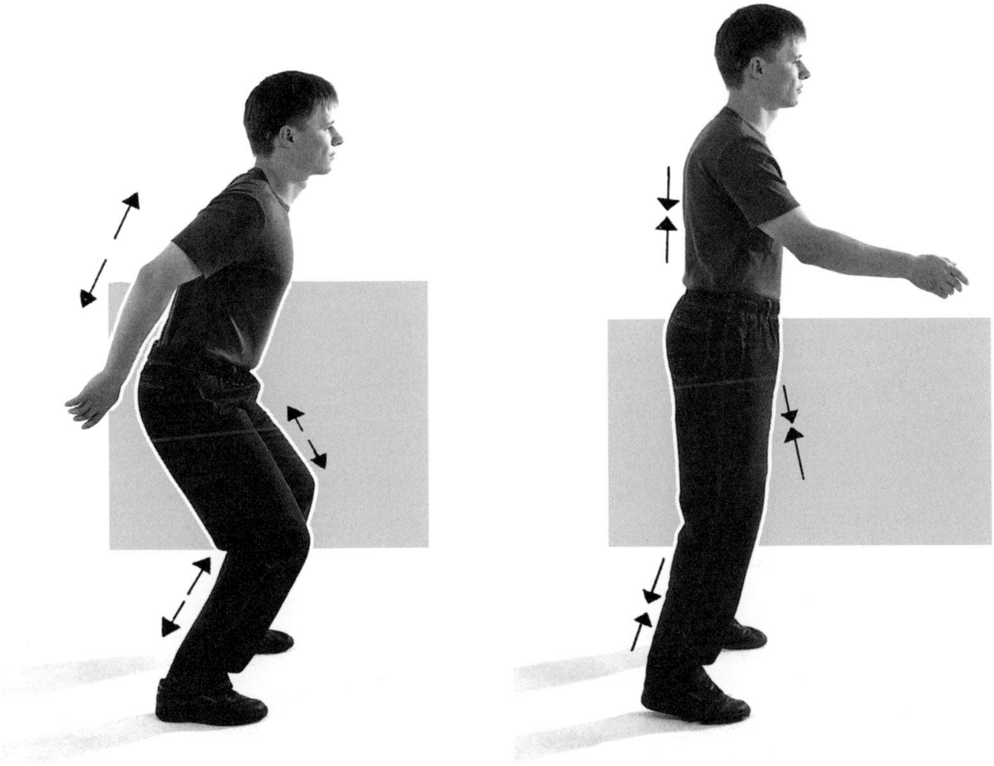

Nach unten federn: Verlängern der Waden-, Oberschenkel- und Rückenmuskulatur
Nach oben federn: Verkürzung der Waden-, Oberschenkel- und Rückenmuskulatur

Wider die Anstrengung

Der Unterschied zwischen aktiver und passiver Muskelarbeit ist für viele Menschen erst einmal schwer verständlich. In meinen Kursen mache ich deshalb immer gern folgendes Experiment: Zur Demonstration suche ich mir dazu eine mir körperlich unterlegene Person, und gemeinsam arbeiten wir dann an deren Stärke. Das Ergebnis ist für alle verblüffend, vor allem für die Testperson.

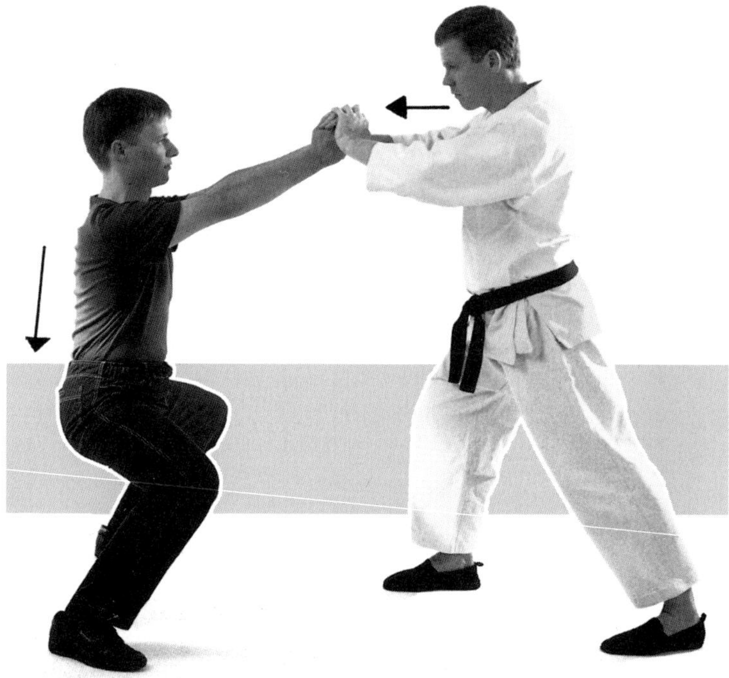

Versuchen Sie es. Es lohnt sich. Setzen Sie sich mit einem stärkeren Partner zusammen an einen Tisch, und machen Sie eine Runde Armdrücken. Versuchen Sie zuerst, den anderen mit aller Intensität herunterzudrücken. Steigern Sie dabei beide langsam den Krafteinsatz. Beobachten Sie dann, wie sich die Anstrengung auf Ihren körperlichen Zustand (Atmung, muskuläre Tätigkeit, Anspannung) und Ihre Wahrnehmungsfähigkeit auswirkt.

Sie werden schnell feststellen, dass Sie besiegt werden, obwohl Sie alle Energie eingesetzt haben und dafür körperliches Unwohlsein und eine Einschränkung der Wahrnehmungsfähigkeit in Kauf genommen haben.

Versuchen Sie es jetzt noch einmal. Doch diesmal agieren nicht Sie, sondern lassen den Partner arbeiten. Bremsen Sie den langsam ansteigenden Druck nur passiv ab, »saugen« Sie dem Partner seine Kraft he-

raus, und nützen Sie seine Kraft, um Ihre eigene Muskulatur »aufzuladen«. Beobachten Sie dann erneut, wie sich die Anstrengung auf Ihren körperlichen Zustand (Atmung, muskuläre Tätigkeit, Anspannung) und Ihre Wahrnehmungsfähigkeit auswirkt.

Vielleicht werden Sie jetzt überrascht sein, wie viel mehr Druck Sie aushalten können, ohne sich total zu verspannen oder subjektiv das Gefühl zu haben, sich enorm anzustrengen. Vielleicht konnte Sie der stärkere Partner gar nicht herunterdrücken. Wahrscheinlich wirkt er jetzt viel angestrengter als Sie. Es kann sogar sein, dass, wenn Sie lange genug warten (so lange, bis der Partner sich verausgabt hat), Sie *ihn* herunterdrücken können.

Durch dieses Experiment lässt sich das »Geheimnis« der **Kraft ohne Anstrengung** sehr schön erfahren. Die auf uns wirkenden Kräfte und Widerstände zur eigenen Kraftentfaltung und Entwicklung zu nutzen (passive Muskelarbeit) bringt Kraft und vermeidet unnötige Anstrengung und Verschleiß. *Oft ist der Hinweis »Streng dich an« das beste Mittel, um eine Leistungsentwicklung zu verhindern.*

Das Spiel der Gelenke

Stehen Sie auch gern so, ein Bein ganz durchgedrückt, das Becken nach außen über das Standbein geschoben und eine Hand in die Taille gestemmt?

Die meisten Menschen empfinden diese Körperhaltung als entlastend. Sie spüren in dieser Haltung keine Anstrengung mehr. Diese Art zu stehen ist ein gut wahrnehmbares Beispiel für die Stütz- und Haltefunktion unserer Knochen und Gelenke und für die Kraftübertragung (Körpergewicht nach unten). Diese Art zu stehen hat aber auch gravierende Nachteile. Denn durch solch eine Haltung wird die dämpfende Funktion der Gelenke und der Muskulatur weitestgehend ausgeschaltet. Die Folge ist, dass das Gleichgewicht relativ instabil ist, die Gelenke ungünstig belastet und dadurch überlastet werden. Und schon ein kleiner Schubs genügt, um aus dem Gleichgewicht zu kommen.

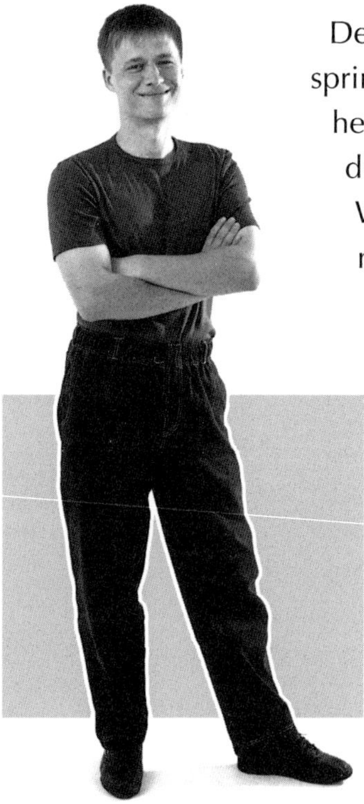

Denken Sie noch einmal an das Beispiel des Hochspringens. In dem Moment, in dem Sie nach unten gehen, bremsen Sie das Gewicht möglichst sanft ab, um die Knochen nicht in den Gelenken zu stauchen. Wenn Sie nach oben kommen, wollen Sie Ihre Kraft möglichst optimal übertragen. Das bedeutet, dass die Verbindung der Knochen nach oben geschlossen sein muss. Sie können diesen Effekt verstärkt wahrnehmen, wenn Sie auf einem Trampolin oder einem Hüpfball hüpfen. Das Gelenkspiel wird beim Abfedern und beim Hochspringen durch die Trägheit des Körpers ermöglicht. Schnelles Nach-unten-Gehen »öffnet« die Gelenke und fördert die Entwicklung der »elastischen Kraft«. Schnelles Nach-oben-Gehen wird durch die Schwere des Körpers abgebremst und »schließt« so die Gelenke – die Kraft kann nach oben übertragen werden. Bei jeder Bewegung nützen wir das Weiten und Komprimieren der Gelenke. Dies wird möglich durch die Elastizität der Gelenkkapsel, die die Vergrößerung und Verkleinerung des Gelenkspaltes ermöglicht. Volleyballspieler sind Meister im Einsatz des Gelenkspiels. Beobachten Sie nur einmal, wie sie den harten Ball mit den Fingerkuppen sanft abfedern und den Ball mit einer spielerischen Leichtigkeit weit ins gegnerische Feld befördern.

Das Gelenkspiel:

- Das Weiten der Gelenke unterstützt die dämpfende Funktion der Muskulatur.
- Die Komprimierung der Knochen in den Gelenken unterstützt die effektive Kraftübertragung über die Knochen.
- Das Weiten und Komprimieren spielt eine große Rolle bei der mühelosen Kraftentfaltung.

Das Gegenzugprinzip

Eine Gelenkbewegung ist nie nur die Sache *eines* Muskels. Jeder Muskel oder jede Muskelgruppe hat einen oder mehrere Gegenspieler, das heißt Muskeln, die die Bewegung wieder umkehren können und die Bewegung des aktiven Muskels, des Spielers, kontrollieren und sichern. Verkürzen sich aktive Muskeln, müssen sich die passiven Muskeln dehnen. Werden mehrere Gelenke gleichzeitig bewegt (Stehen), müssen mehrere Muskeln harmonisch zusammenwirken. Dabei spricht man von einer Muskelkette.

Diese Bewegungs- und Gelenksicherung durch das Gegenzugprinzip von Spieler und Gegenspieler kann man sich vorstellen wie die Sicherung des Partners beim Bergsteigen: Man hält nicht einfach das Seil in beiden Händen, sondern man führt es um die Taille und kontrolliert es auf beiden Seiten mit den Händen. Auch die Bewegung eines Seils um eine Umlenkrolle bei einem Lastenaufzug eignet sich als erklärendes Bild. Die Koordination zwischen den Muskeln muss dabei möglichst fein sein, damit sie zusammen das Gelenk stabilisieren, ohne sich gegenseitig zu behindern.

Das Ideal beim Stehen wäre das eines schwebenden Gleichgewichts zwischen Streck- und Beugemuskulatur. Dabei muss die Beugemuskulatur beim Nachgeben so entspannt wie möglich bleiben, damit sie die Entwicklung der elastischen Kraft nicht behindert. Die Beugemuskulatur hat beim Stehen hauptsächlich eine stabilisierende Kontrollfunktion. Das Wirken der Schwerkraft auf den Körper und der Widerstand der Erde entlasten die Beugemuskulatur beim Abbremsen der Bewegung nach unten.

Die Kräfte des Gegenzugprinzips wirken in Richtungen, das heißt, sie wirken über die Körpergrenzen hinaus. Um sie bewusst zu aktivieren, zum Beispiel bei der Aufrichtung der Wirbelsäule, spürt man über die Wirbelsäule weiter nach unten und oben. Bei jeder Bewegung sollten Sie immer auch einen Teil Ihrer Aufmerksamkeit auf die Gegenbewegung richten.

Wenn du nach vorne gehst, darfst du hinten nicht vergessen!
Wenn du nach hinten gehst, darfst du vorne nicht vergessen!

Taiji-Prinzip

Leichtigkeit ist die Antwort auf die Schwerkraft – Der Dehnungs- und Streckreflex

Beim Stehen wirkt die Schwerkraft auf den Körper. Es gibt nun zwei Möglichkeiten: sich gegen die Schwerkraft stemmen oder die Schwerkraft für den Haltungsaufbau nutzen. Sich dagegen stemmen würde heißen, sich auf die aktive Muskelarbeit zu verlassen. Das würde übermäßige Anstrengung, schnelles Ermüden und auf Dauer Verspannung und Unwohlsein bedeuten. Denken Sie nur an den Versuch mit der »korrekten Haltung« aus dem ersten Kapitel (Seite 28).

Was machen Sie als erstes, wenn Sie feststellen, dass Sie auf einem wackligen Grund stehen? Wahrscheinlich gehen Sie sofort in die Knie, um Ihr Gleichgewicht zu stabilisieren. Bei Skifahrern, Skateboardern und Surfern können Sie die Stabilisierung des Gleichgewichts sehr schön beobachten – sie halten die Knie stets gebeugt. Sie sind beweglich in allen Gelenken und jederzeit reaktionsbereit. Reaktionsbereit zu sein heißt, aus einer Dehnspannung heraus agieren zu können. Zum Glück müssen wir unsere Reaktionen nicht bewusst kontrollieren. Wir können uns auf die Unterstützung durch unsere Reflexe verlassen. Für den mühelosen Haltungsaufbau ist die passive Muskelarbeit und der Dehnungs- und Streckreflex verantwortlich.

Stellen Sie sich bitte in einen schulterbreiten, parallelen Stand und strecken Sie sich noch einmal ganz nach oben durch. Geben Sie nun in den Knien nach. Kontrolliertes Nachgeben in den Gelenken (Gelenkspalt weiten) wird durch die sich passiv dehnende Streckmuskulatur (Waden, Oberschenkel vorn und untere Rückenmuskulatur) abgebremst. Diese Belastung in Verbindung mit der Dehnung führt zu elastischer Kraft.

Den Impuls zur erneuten Streckung (Verkürzung der Muskeln) ist bei der Gewichtsverlagerung in Richtung der Zehen ab einem bestimmten Neigungswinkel spürbar. Achten Sie darauf, wie sich die Zehen bei einem bestimmten Neigungswinkel gegen den Boden spannen, um für die Streckung bereit zu sein. Sie müssen diesen Impuls nicht aktiv geben! Sobald das Gleichgewicht ge-

fährdet ist, wird der Dehnungs- und Streckreflex aktiviert, und dadurch spannt sich die Muskelkette von unten nach oben. Wenn Sie im Stehen das Gewicht nach vorn und hinten verlagern, können Sie diesen Moment des Spannens und Aktivierens sehr gut wahrnehmen.

Der Dehnungs- und Streckreflex hat neben der Sicherung des Haltungsaufbaus auch noch andere Aufgaben. Er schützt den Muskel vor einer Überdehnung (Gefahr des Muskelrisses) oder Überlastung. Eine plötzliche, ruckartige Dehnung an die Bewegungsgrenze führt über die Wirkungsweise des Dehnungsreflexes zur Verkürzung des betreffenden Muskels. Der Dehnungsreflex wird beeinflusst von der Größe der Dehnung (Längenzunahme) und von der Dehnungsgeschwindigkeit.

Ein Beispiel ist der Autofahrer, der während des Fahrens einschläft, sein Kopf sinkt herunter, doch durch die plötzliche Dehnung wird der Streckreflex aktiviert, und die Nackenmuskulatur kontrahiert sich. Der Kopf richtet sich wieder auf und der Fahrer erwacht. Wird ein Muskel zu stark verkürzt und angespannt, führt der Reflex zu einer Muskelerschlaffung. Ein Beispiel dafür ist der Weitspringer, der zu stark abspringt: Der überanstrengte Wadenmuskel erschlafft und anstatt eines Riesensatzes wird es nur ein Hüpfer.

Es gibt darüber hinaus noch viele Reflexe, die zu unbedingten Bewegungsreaktionen führen, denken Sie beispielsweise an das Zurückzucken der Hand vor der heißen Herdplatte, das Augenblinzeln bei Luftzug u.v.a.m.

Der Dehnungs- und Streckreflex:

- Der Dehnungs- und Streckreflex hat neben seiner Schutzfunktion mehrere Aufgaben: Er garantiert die Halte- und Tragefunktion der Muskulatur, ermöglicht eine Leistungssteigerung (Prinzip der Vordehnung), wenn er für die Kraftentfaltung genutzt wird, und ermöglicht körperliche Bewegungen ohne willentliche Kontrolle (z.B. stolpern).
- Der Anteil der bewusst gesteuerten Bewegungen der Skelettmuskulatur ist im Verhältnis zu ihrer Gesamtbewegung gering.

- Der Körper entwickelt die größtmögliche Kraft in einer Kombination aus kontrolliertem Nachgeben (Loslassen der eigenen Kraft), subjektiver Entspannung und Nutzung des Dehnungs- und Streckreflexes für die Kraftentfaltung.

Die Rückkehr des Frühlings

Probieren Sie die Verbindung von subjektiver Entspannung und Nutzung der körpereigenen Reflexe doch einfach einmal aus. Im Qigong gibt es eine sehr schöne Grundübung, die »Rückkehr des Frühlings« genannt wird.

Stellen Sie sich dazu in einen schulterbreiten Stand, die Füße parallel und die Knie sind leicht gebeugt. Lassen Sie die Arme seitlich baumeln. Verlagern Sie Ihr Gewicht so weit nach vorne, dass Sie ein Spannungsgefühl in den Zehen spüren (Aktivierung des Dehnungs- und Streckreflexes). Nutzen Sie diese Haltung, um in ein leichtes Schwingen zu kommen. Federn Sie nun ganz locker in den Beinen. Achten Sie dabei nacheinander ganz bewusst auf die Lockerung der Fuß-, Knie- und Hüftgelenke, aller Wirbelgelenke und der Schulter-, Ellbogen- und Handgelenke. Ganz zum Schluss lockern Sie den Hals-, Nacken- und Kopfbereich.

Lassen Sie sich bei der Reise durch Ihren Körper ruhig Zeit. Stellen Sie sich vor, wie unter Ihrer Haut die Muskeln mit ihren Bindegewebshüllen und Knochen und Gelenke aneinander entlanggleiten und sich im ganzen Körper die vorhandenen Verspannungen und Verklebungen lösen können. Spielen Sie so lange mit der Übung, bis Sie ein Gummiballgefühl im Körper haben und die Übung eine Eigendynamik entwickelt.

Sie können die entspannende und lösende Wirkung dieser Übung noch unterstützen, indem Sie dem Ausatmen mit einem ganz entspannten Chäääää einen Ton geben. Richten Sie den Ton in Gedanken in den Unterbauch. Machen Sie diese Übung ungefähr 5 Minuten lang. Lassen Sie dann die Bewegung immer kleiner werden, bis sie am Schluss nur noch in Ihrer Vorstellung nachschwingt.

Legen Sie zum Abschluss beide Hände übereinander auf den Unterbauch. Spüren Sie in den Körper. Spüren Sie seine Elastizität und Kraft? Der Dehnungs- und Streckreflex garantiert unsere Aufrichtung. Durch die Entwicklung der elastischen Kraft in der Verbindung mit dem Dehnungs- und Streckreflex stehen wir am Schluss wie auf einer Feder.

Standfestigkeit im Stehen entwickeln

Mit der Aufrichtung der Wirbelsäule haben wir uns schon im Abschnitt über das mühelose Sitzen beschäftigt (siehe Seite 46 f.). Sie sorgt für die Stabilität und Beweglichkeit des Rumpfes und trägt den Kopf. In meinen Kursen beobachte ich immer wieder, dass selbst Anfänger allein durch die regelmäßige Wiederholung der Übung des »Bewegten Sitzens« viel für ihr allgemeines Wohlbefinden tun können. Das Gleiche gilt auch für die zweite große Grundübung, das »Stehen«.

Beim mühelosen Stehen wird Ihnen die Wirbelsäulenbewegung des Setzens und Aufstehens erneut begegnen. Dabei werden die Bewegungsmöglichkeiten der Beine und der Arme in die dynamische Gesamtbewegung integriert. Unsere Beine garantieren uns ein stabiles Gleichgewicht im Stehen und ermöglichen die Fortbewegung im Raum. Sie geben uns die nötige Standfestigkeit, um mit unseren Händen tätig zu werden.

Füße, die greifen

Falls Sie nicht schon sitzen, setzen Sie sich bitte auf einen Stuhl. Legen Sie den rechten Fuß (Schuhe sollten ausgezogen werden) über den linken Oberschenkel. Kneten und klopfen Sie nun eine Zeit lang den rechten Fuß mit beiden Händen. Weiten Sie danach mit beiden Händen den Fuß in alle Richtungen. Entdecken Sie dann durch spielerisches Ausprobieren die Beweglichkeit des Fußes und des Sprunggelenks. Das obere Sprunggelenk ermöglicht die Bewegung des Fußes nach oben und unten, das untere Sprunggelenk die Rotation des Fußes. Verwinden und dehnen Sie den ganzen Fuß mit beiden Händen, als wollten Sie ein Handtuch auswringen. Spüren Sie die Struktur und die Verschraubungsfähigkeit des Fußes?

Nachdem Sie den einen Fuß ausgiebig massiert haben, stellen Sie sich bitte auf beide Füße, und spüren Sie den Wahrnehmungsunterschied zwischen linkem und rechtem Fuß. Sie werden wahrscheinlich sogar einen deutlichen Unterschied zwischen linker und rechter Körperhälfte wahrnehmen. Vielleicht spüren Sie den Unterschied bis in Ihr Gesicht hinein. Der massierte Fuß lässt sich deutlicher wahrnehmen, steht viel griffiger am Boden und ist doch entspannter als der andere.

Bevor Sie weiterlesen, gönnen Sie Ihrem anderen Fuß doch auch solch eine Massage! Das stärkt unter anderem die Konzentrationsfähigkeit und erleichtert so das Weiterlesen.

Eine regelmäßige Fußmassage wird Ihnen helfen, die vielen kleinen Gelenke und Muskeln des Fußes zu lockern. Sie können große Begeisterung ernten, wenn Sie die Wohltat einer Fußmassage einem lieben Menschen zukommen lassen. Vielleicht entsteht daraus ja ein »Wie du mir, so ich dir«. Unsere Füße sind viel zu oft durch zu enges Schuhwerk eingesperrt. Gehen Sie öfters barfuß und spielen Sie mit Ihren Füßen. Dadurch beugen Sie wirksam Deformationen des Fußes vor und tun sich außerdem etwas Gutes.

Die Knie

Wenn Sie die Bewegungsmöglichkeiten Ihrer Kniegelenke ausprobieren möchten, stellen Sie sich bitte auf ein Bein, und das andere heben Sie an. Stellen Sie sich vor, dass am Knie des zu hebenden Beines ein Faden befestigt ist, der es nach oben zieht. Lassen Sie den Unterschenkel vor- und zurückbaumeln. Danach können Sie den Unterschenkel kreisen lassen.

Am Schluss drehen Sie den Unterschenkel im Kniegelenk nach links und rechts, so dass die Zehenspitzen abwechselnd nach innen und außen zeigen. Wiederholen Sie diese Übung auch mit dem anderen Bein.

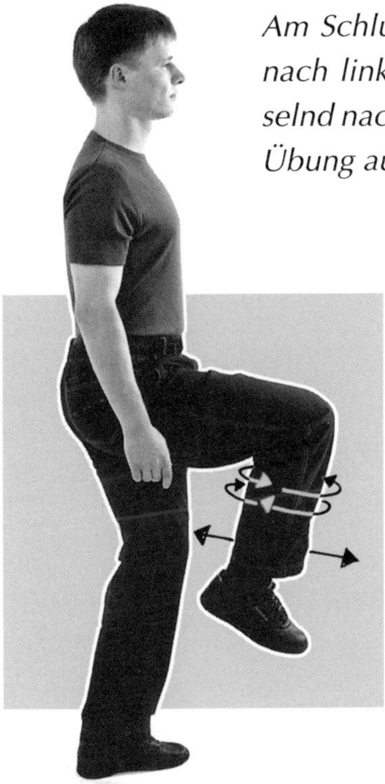

Wir können das Bein im Kniegelenk strecken und den Unterschenkel nach innen und außen drehen. Wenn die Knie gebeugt sind, erhöht sich das Bewegungsspiel des Unterschenkels im Kniegelenk.

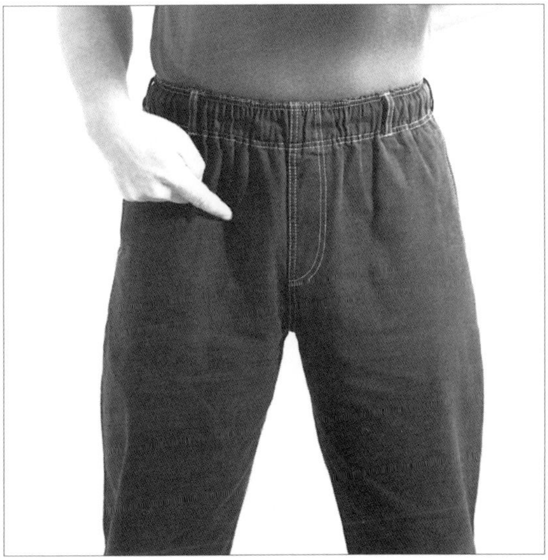

Die Hüftgelenke

Vielen Menschen ist nicht bewusst, wo sich ihre Hüftgelenke befinden. Wo würden Sie Ihre Hüftgelenke lokalisieren? Versuchen Sie doch einmal, sie zu ertasten. Wenn Sie sich nicht sicher sind, kein Problem. Tasten Sie mit Ihren Zeigefingern in der Leistengegend und suchen Sie die Stelle, an der Sie Ihren Puls spüren können. Die Hüftgelenke liegen genau dahinter.

Das Hüftgelenk ist ein Kugelgelenk und ermöglicht mehr oder weniger große Bewegungen in alle Richtungen. Für das Stehen ist noch eine andere Eigenschaft der Hüftgelenke wesentlich: Wir können das Bein im Gelenk drehen.

Stellen Sie sich noch einmal auf ein Bein, und setzen Sie das andere mit dem Fußballen auf. Tun Sie nun so, als würden Sie eine Zigarette ausdrehen, indem Sie das Bein drehen und den Fußballen andrücken. Spüren Sie die Drehung im Hüftgelenk?

Die Illiosakralgelenke weiten – Der Beckengürtel

Das Becken ist ein faszinierendes Gebilde. Es setzt sich zusammen aus einem Knochengürtel, der von den beiden Hüftbeinen und dem Kreuzbein gebildet wird. Bei ausgewachsenen Menschen sind die Kreuzbeinwirbel zu einem großen Knochen, dem Kreuzbein, zusammengewachsen.

Der Beckengürtel ist äußerst stabil und flexibel. Er schützt den Genitalbereich, und die meisten Muskeln, die für die Bewegung im Hüftgelenk verantwortlich sind, entspringen am Becken oder durchziehen das Becken. Beide Beine und die Wirbelsäule sind über den Beckengürtel miteinander verbunden. über das Becken können wir die relative Instabilität des Stehens auf einem Bein kompensieren oder auch den Oberkörper nach vorn neigen (z.B. beim Aufstehen), indem wir die Gelenkpfannen der Hüftgelenke (Beckenschaufeln) über die Gelenkköpfe (Oberschenkelknochen) gleiten lassen.

Für das mühelose Stehen und Sitzen sind neben den Hüftgelenken auch die Illiosakralgelenke besonders wichtig. Sie verbinden das Kreuzbein mit den Hüftbeinen. Es ermöglicht zwar keine großen Bewegungen, und doch ist es wichtig, dass es sich weiten lässt. Bei Gebärenden beispielsweise werden die Illiosakralgelenke extrem gedehnt, um dem Kopf des Babys den Weg durch das Becken zu ermöglichen.

Blockiert ein Illiosakralgelenk, erscheint ein Bein kürzer als das andere. Dies führt zu einem Ungleichgewicht im Haltungsaufbau und kann zu gravierenden Folgen führen. Viele Hüft- und Rückenschmerzen haben dort ihren Ursprung. Es ist für die Illiosakralgelenke wie für alle anderen Gelenke wichtig, immer wieder geweitet und gedehnt zu werden, um das Gelenkspiel zu erhalten.

Probieren Sie das Weiten der Illiosakralgelenke im Stehen am besten gleich einmal aus. Stellen Sie sich in die schulterbreite, parallele Grundhaltung. Greifen Sie dann mit beiden Händen in den Bereich der Lendenwirbelsäule und des Kreuzbeins. Gehen Sie in die Knie, und streifen Sie dabei mit den Händen über den Rücken, den Po und den Außenseiten der Beine bis zu den Kniekehlen. Entspannen Sie sich währenddessen im unteren Rücken. Können Sie das Dehnungsgefühl zur Seite (Illiosakralgelenke) und nach unten und oben (Lendenwirbelsäule) wahrnehmen?

Richten Sie sich dann wieder auf. Streichen Sie dabei über die Innenseiten der Schenkel und über die Körperseiten zurück zum Rücken. Wiederholen Sie diese Übung einige Male.

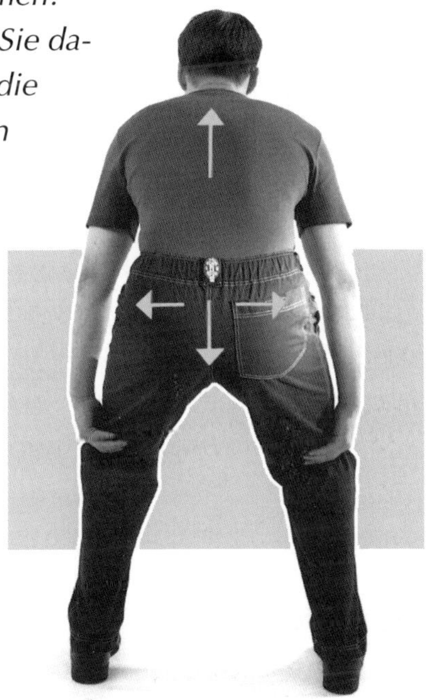

Beim mühelosen Setzen werden die Illiosakralgelenke jedes Mal geweitet. Je weiter die Fersen nach außen zeigen, desto größer die Dehnung. Durch das Streichen mit den Händen und das bewusste Entspannen des unteren Rückens wird der Dehnungseffekt noch verstärkt. Diese Übung ist sehr wirksam bei hartnäckigen Verspannungen im unteren Rücken, einer Blockade der Illiosakralgelenke, und ist überhaupt sehr entspannend und belebend.

Standfestigkeit entwickeln – Die Beinspirale

Wie können Sie nun möglichst stabil und »verwurzelt« stehen? Wenn Sie das herausfinden wollen, schlage ich Ihnen vor, folgendes Experiment mit unterschiedlichen Vorgaben zu wiederholen. Sie brauchen für dieses Experiment einen Partner, der Ihre Bemühungen kontrolliert.

Stellen Sie sich bequem hin, und halten Sie die Füße schulterbreit. Wahrscheinlich werden die Fußspitzen jetzt ein wenig nach außen zeigen. Drehen Sie nun die Fersen etwas nach außen, bis die Außenkanten der Füße parallel stehen. Entspannen Sie sich, so gut es geht, und lassen Sie dann Ihren Partner versuchen, Ihre Füße durch Greifen und Ziehen an den Fußgelenken auseinander zu bringen. Leisten Sie zunächst keinen Widerstand. Erspüren Sie nur, wie viel Kraft nötig ist, um Sie aus der Position zu ziehen. Als Variante können Sie versuchen, sich am Boden festzukrallen und aktiven Widerstand zu leisten.

Spüren Sie die ganzen Fußsohlen am Boden, besonders die Großzehballen und den hinteren Bereich der Fußaußenkanten. Greifen und erfühlen Sie mit den Zehen den Boden. Dann »malen« Sie mit Ihren Knien von innen nach außen Kreise um die Füße. Spüren Sie, wie dadurch die Fußsohlen ständig unterschiedlich belastet werden: Wenn die Knie nach innen und vorne gehen, werden die Innenkanten der Füße besonders belastet, beim Nach-außen-Gehen die Ballen und Zehen, beim Nach-hinten-Gehen die Außenkanten und beim Wieder-nach-Innen-Wandern sind es die Fersen. Beim Drehen nach vorn und außen beugen sich die Knie ganz von selbst ein wenig, und beim Drehen nach außen und hinten strecken sie sich.

Pendeln Sie sich zum Schluss in eine Mittelposition ein, in der Sie die Fußsohlen gleichermaßen stark am Boden spüren und die Knie über den Fußgelenken stehen. Wenn Sie über das Kniekreisen in diese Position kommen, sorgen Ihr Gewicht und die Schwerkraft dafür, dass Sie die Füße von innen nach außen verschrauben. Nehmen Sie alle Kraftanstrengung aus dieser Position heraus, indem Sie noch einmal die Gegenbewegung nach innen denken.

Lassen Sie dann den Partner erneut versuchen, Ihr Bein seitlich wegzuziehen. Halten Sie nun nicht mehr aktiv dagegen, sondern lassen Sie sich passiv spannen. Sollte Ihnen das schwer fallen, erinnern Sie sich an das passive Abbremsen der Kraft des Partners beim Armdrücken (siehe Seite 58 f.). Wie viel Kraft ist nun nötig, um Sie zu bewegen? Wie sehr müssen Sie sich anstrengen?

Ich hoffe, das Resultat dieser Übungen hat Sie genauso verblüfft wie mich, als ich sie das erste Mal ausprobierte. Äußerlich sehen Sie keinen großen Unterschied, aber Sie spüren ihn und Ihr Partner kann es durch Testen feststellen.

Das Prinzip der Verwindung kombiniert die elastische Kraft (passive Muskelarbeit) und das Gegenzugprinzip mit einer Drehung. Sich ergänzende Muskelgruppen arbeiten in einer Rotationsbewegung (Drehung) zusammen und vergrößern dadurch die Kraftentfaltung. Gegen den Widerstand des Bodens dehnt sich die Streckmuskulatur. Durch die gleichzeitige Belastung erhöhen sich die wirkenden Zug- und Druckkräfte. Gleichzeitig nimmt die subjektive Anstrengung ab. Der Mensch ist von seinem Skelett, den Gelenken und den meist diagonal angeordneten Muskelgruppen auf eine Kraftentfaltung durch Verwindung angelegt. Es fallen Ihnen spontan bestimmt viele Beispiele dafür ein: ein Marmeladenglas öffnen, mit dem Schraubenzieher hantieren, Teig kneten und vieles mehr.

Das »Malen« mit den Kniegelenken ist übrigens eine ideale Übung für zwischendurch. Denn durch diese Bewegung wird die gesamte Muskulatur, die für die Bewegung der Füße, Knie und Hüften zuständig ist, gelockert, und die Fuß-, Knie- und Hüftgelenke werden sanft massiert.

Als Variante können Sie auch mit den Fußgelenken »malen«. Dann sind die Kreise deutlich kleiner und die Sprunggelenke werden lebendig.

Das Spiralprinzip – Sprung in die dritte Dimension

Den Weg des DAO gehen heißt, lernen, sich einzuordnen in die Natur.

Daodejing

Was machen Sie, wenn Sie ein nasses Handtuch auswringen wollen? Sie ziehen es in die Länge und verdrehen es. Dabei bauen Sie eine Dehnspannung auf und verwinden den Stoff. An seinen Falten können Sie erkennen, wie eine spiralige Struktur sichtbar wird. Beim Greifen mit den Füßen (Seite 65 f.) konnten Sie das Spiralprinzip kennen lernen und praktisch erproben. Im Spiralprinzip integrieren sich die bisher vorgestellten Bewegungsprinzipien wie die des Gegenzuges, der

Verwindung, der Dehnspannung und der elastischen Kraft. Die spiralige Bewegungsführung über die Gelenke unter Berücksichtigung der Dehnspannung, des Gegenzuges, der Verwindung und der Entwicklung der elastischen Kraft verhilft zur vollen Nutzung des körperlichen Potentials.

Spiegelt man das Yin- und Yang-Symbol dreidimensional, wird das Spiralprinzip sichtbar. Die Spirale ist das wichtigste Bewegungs- und Strukturprinzip des Menschen und ein immer wiederkehrendes Grundmuster in der Natur. Wir können Spiralen in den kleinsten Bausteinen des Menschen, in der menschlichen DNA, finden und in den größten Ausdehnungen des Weltalls in Form von Spiralnebeln. Das Spiralprinzip öffnet den Blick in die Dreidimensionalität des Raumes. Es verkörpert Funktionalität und Flexibilität.

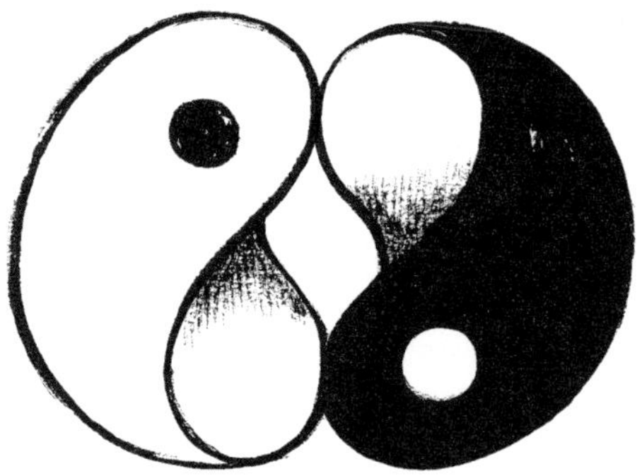

Das Spiralprinzip erklärt sich aus Aufbau, Struktur und Funktionsweise unseres Körpers. Es ist ein ordnendes Prinzip, das uns hilft, all die Übungsanweisungen, die in der Unterrichtspraxis immer wieder verwendet werden, wie zum Beispiel Rücken aufrecht, Becken kippen, Kinn anziehen, in einem sinngebenden Zusammenhang zu sehen. Es ist neutral, da es sich weder auf eine bestimmte Lehrmeinung stützt noch sich an gesellschaftlichen Normen wie Mode, Schönheitsvorstellungen oder Rekordstreben orientiert. Man kann es schon in den Bewegungen Neugeborener entdecken. Es ist uns nicht fremd, da es unserem tiefsten Inneren entspricht. Sich am Spiralprinzip zu orientieren lässt Raum für die eigene individuelle Entwicklung auf der Basis von Ökonomie, Leistungsfähigkeit und Ästhetik.

Das Wellenprinzip – Bewegungstiming

Das Spiralprinzip beschreibt die dreidimensionale Verschraubung der Gelenke unter Entwicklung von Elastizität und Spannkraft der Muskulatur. Dadurch entsteht eine flexible Stabilität. Um eine flexible Stabilität und Kraft aufzubauen, braucht es Zeit. Wenn wir ein Marmeladenglas öffnen wollen, dauert es einige Zeit, bis wir die nötige Spannung aufgebaut haben, vergleichbar dem Spannen eines Bogens. Der Pfeil mag noch so schnell sein, das Spannen des Bogens braucht Zeit. Spannung aufbauen ist – relativ zur Entladung – langsam.

Dadurch ergibt sich ein Bewegungsrhythmus von langsam, schnell, langsam, schnell, langsam, schnell usw. – wobei der Übergang von langsam und schnell fließend ist wie das Schwingen eines Pendels. Am Umkehrpunkt des Pendels gibt es einen Moment scheinbarer Ruhe – bis zur erneuten Beschleunigung. Die Beschleunigung eines Jojos kann als ein Bild für dieses Phänomen bezeichnet werden. Der Bewegungsrhythmus von Spannen und Lösen ist für das Timing einer Bewegung wesentlich. Er erzeugt wellenförmige Aktions- und Reaktionsketten der beteiligten Muskelgruppen.

Der Zeitaspekt einer Bewegung ist auch wesentlich für die Koordination der Gelenke untereinander. Alle Gelenke arbeiten in gegenseitiger Abhängigkeit zusammen.

Suchen Sie sich eine freie Fläche, in der Sie ungefährdet die Augen schließen können. Gehen Sie dann eine Zeit lang mit geschlossenen Augen langsam auf der Stelle. Spüren Sie die tastenden Bewegungen des Fußes und den langsamen Haltungsaufbau.

Der Haltungsaufbau geschieht Gelenk für Gelenk. Erst wenn der auftretende Fuß sich stabilisiert hat, beginnt die vorsichtige Gewichtsverlagerung. Dadurch wird das Knie stabilisiert, und es kann noch mehr Gewicht verlagert werden. Dieser Prozess der Verlagerung geht immer weiter, bis am Schluss alle Gelenke stabilisiert sind und das Gewicht verlagert ist.

Dabei könnte man von einem Dominoeffekt sprechen, denn die beginnende Gewichtsverlagerung löst eine Kettenreaktion aus. Der Übergang ist dabei fließend wie die Wellenbewegung des Wassers. Die körperliche Bewegung setzt sich aus Wellen von sich abwechselnd spannenden und lösenden Muskeln zusammen. Auch der Aufbau der Dehnspannung wäre ohne das Wellenprinzip nicht möglich. Das zeigt beispielsweise die schrittweise Aufrichtung der Wirbelsäule beim »Sichsetzen«:

- Bewegung braucht Zeit.
- Der Haltungsaufbau geschieht zeitlich versetzt Gelenk für Gelenk.
- Die körperliche Bewegung setzt sich aus Wellen von sich abwechselnd spannenden und lösenden Muskeln zusammen.

Unsere Füße sind hochsensible Greifwerkzeuge. Je sensibler sie tasten, umso stabiler und gelenkschonender stehen und gehen wir. Egal, wie eilig Sie es haben, lassen Sie sich bei jedem Schritt einen winzigen Moment Zeit, den Boden unter Ihren Füßen zu erspüren. Sie werden sehen, dass sich Ihr Gleichgewichtsgefühl dadurch verbessert und Ihre Gelenke entlastet werden. Zusätzlich hilft uns das Erspüren des Bodens, »auf dem Boden« zu bleiben und den alltäglichen Stress nicht die Oberhand gewinnen zu lassen.

Das »Bewegte Stehen« – Zum Himmel wachsen und in die Wolken setzen

Müheloses Stehen zu erlernen ist wie puzzeln. Erst muss man die einzelnen Teile auseinander klauben und sortieren, bevor man das Puzzle zusammensetzen kann. Am Anfang weiß man noch nicht so genau, wo was wann wie hingehört. Erst mit der Zeit zeichnet sich ein klares Bild ab. In den bisherigen Kapiteln haben Sie die wesentlichen Puzzleteile des menschlichen Bewegungsapparates kennen gelernt – nun gilt es, sie in eine harmonische Gesamtbewegung zu integrieren.

Mühelos stehen bedeutet, gemütlich in den »Wolken« zu sitzen und kraftvoll »zum Himmel aufgerichtet« zu sein. Das Stehen lässt sich genauso wie das Sitzen am besten über die Bewegung erspüren. Das »Bewegte Stehen« ist eine der Grundübungen im Qigong. Sie vereinigt die Bewegungsmuster des »Sich-in-die-Wolken-Setzens« mit dem des »Zum-Himmel-Wachsens« zu einer harmonischen Gesamtkörperbewegung, die sich endlos fortsetzen lässt.

In die Wolken setzen

Auch beim Üben des »In-die-Wolken-Setzen« ist es am Anfang hilfreich, einen Kontaktpunkt nach oben zu haben. Suchen Sie sich dazu einen Platz, an dem Sie in Schulterhöhe die Möglichkeit haben, sich festzuhalten, zum Beispiel an

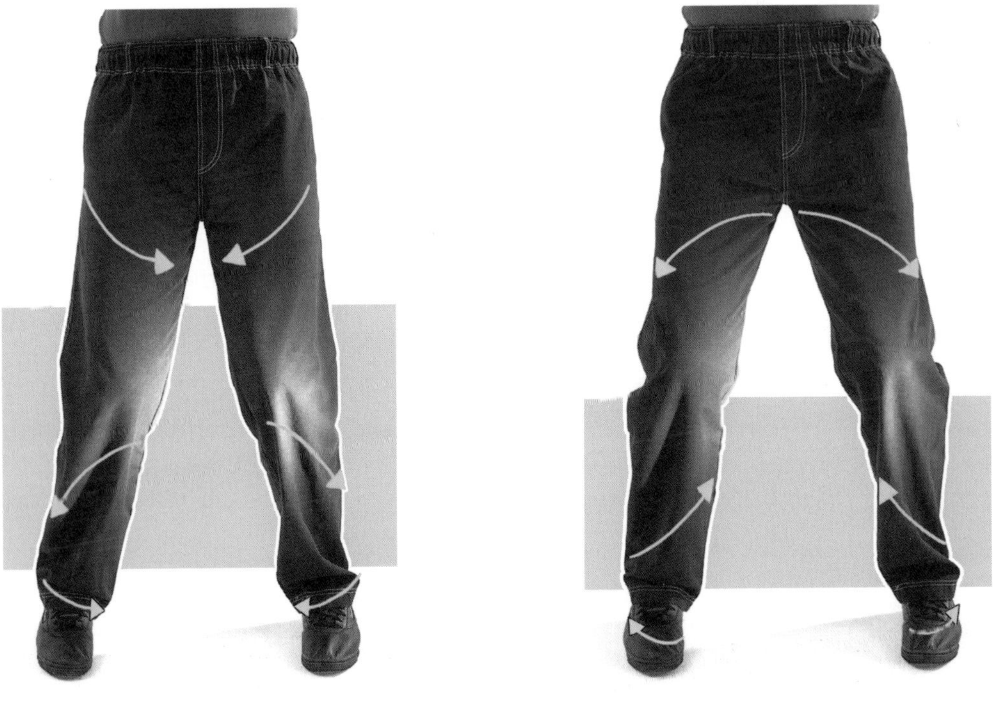

Phase 1 **Phase 2**

einem Fenstergriff. Gehen Sie dann in die schulterbreite, parallele Grundposition. Strecken Sie sich ganz nach oben, und halten Sie sich dann mit beiden Händen in Schulterhöhe fest. Das gibt Ihnen eine feste Unterstützung nach oben.

Entspannen Sie dann von unten nach oben: Fußgelenke, Knie, Hüften, das Becken und den unteren Rücken. Stellen Sie sich dabei vor, dass Sie sich auf einen Stuhl oder – noch besser – auf eine Wolke setzen wollen. Dadurch beugen sich nacheinander Fuß, Knie und Hüftgelenke. Am Anfang des Nachgebens bewegen sich die Knie ein wenig über innen nach vorne (Beinspirale – siehe Seite 69 ff.). Dadurch wird die Innenkante des Fußes belastet und der Fuß orientiert sich in einer Rotationstendenz nach innen, die Unterschenkel nach außen und die Oberschenkel nach innen.

In der zweiten Phase der Bewegung orientieren sich die Knie nach außen in Richtung der kleinen Zehen. Dadurch kommt das Gewicht auch auf die Außenkanten und der Vorfuß (Großzehballen) verschraubt sich gegen die Fersen-Außenkante nach außen. Der Unterschenkel orientiert sich in der Folge nach innen und die Oberschenkel nach außen. Der Oberschenkelhalsknochen dreht sich im Hüftgelenk nach außen, bei gleichzeitiger Aufrichtung des Beckens durch eine Rotation des Beckens um das Hüftgelenk (spiralige Verschraubung).

Um die Stabilität und Elastizität der Beine aufzubauen, braucht es das komplexe Ineinanderschwingen der Knochen und Gelenke und die ständigen Bewegungen und Gegenbewegungen. Am Anfang sind die einzelnen Bewegungen schwer nachzuvollziehen, es ist nicht einfach, sie auch körperlich zu spüren. Geben Sie sich Zeit, Ihre Vorstellungskraft und Ihre Spürsamkeit zu entwickeln. Denken Sie an das »Malen« mit den Kniegelenken (siehe Seite 70). In dieser Übung sind die Drehungen automatisch enthalten.

Die Stabilisierung des Beckens wird durch die Verlängerung des unteren Rückens möglich. Sie werden feststellen, dass Sie nur dann nach unten sinken und die Fuß-, Knie- und Hüftgelenke beugen können, wenn sich Ihr Rücken verlängert und alle Gelenke (vor allem auch die Wirbelgelenke) nacheinander leicht unter Zug kommen (Wellenprinzip) und dadurch gedehnt werden. Diese Wirbelsäulenbewegung ist identisch mit der des Setzens, die Sie schon im Kapitel über das Sitzen kennen gelernt haben (Seite 36 ff.). Denken Sie einfach, dass Sie sich in eine Wolke setzen. So kann sich das Becken über den Hüftgelenken ausbalancieren und der Kopf von hinten her aufrichten. Wiederholen Sie diese Übung ein paarmal, bis Sie diesen Vorgang deutlich wahrnehmen können.

Wenn Ihnen das Nachgeben gelingt, können Sie im zweiten Teil der Übung die elastische Kraft aufbauen, indem Sie den Griff der Hände lockern und das Gewicht des Körpers langsam, aber stetig nach unten wirken lassen. Denken Sie dabei trotzdem über den »Goldenen Faden« (siehe Seite 41 f.) nach oben, um nicht zusammenzusinken. Von unten nach oben spannt sich die Muskulatur nun gegen die nach unten wirkende Kraft. Ein Gelenk nach dem anderen wird stabilisiert, und das Gefühl der Dehnung lässt nach. Es entsteht Spannung in der Dehnung (Dehnspannung), und die Streckmuskulatur speichert den Widerstand des Körpergewichts als elastische Kraft.

Von oben her sollte es sich nun anfühlen, als würden Sie von einem Gummiband gehalten, und von unten, als würden Sie auf Federn stehen. Dabei sollte das schwere Gefühl nach unten stärker sein als das Gefühl der Aufrichtung nach oben.

Um die Schwerkraft, das Körpergewicht und den Widerstand der Erde für die Streckung zu nutzen (Dehnungs- und Streckreflex), muss der Körper durch ein Abfedern die Abwärtsbewegung verlangsamen. Dabei gilt das Prinzip: erst die Dehnung, dann die Spannung (Kraft). Das hängt mit der Trägheit zusammen. Das Loslassen der Kraft (Muskelspannung), die nötig ist, um das Sinken des Körpers einzuleiten, verringert den spürbaren Anpressdruck (Kraft) nach unten, während gleichzeitig die Dehnung beginnt.

Sie können das sehr leicht ausprobieren, indem Sie ein paarmal in zügigem Tempo in die Knie und wieder nach oben federn und über die Fußsohlen den Boden spüren. Das Druckgefühl in den Fußsohlen variiert dabei ständig.

Nehmen Sie ein Beispiel zu Hilfe: Ein elastisches Band lässt sich erst ganz leicht, dann aber immer schwerer dehnen. Experimentieren Sie so lange mit dieser Übung, bis Sie diesen Gummibandeffekt in Ihrem Körper spüren können.

Für diese Übung ist es auch hilfreich, tatsächlich mit einem elastischen Band oder Gummi zu spielen, um mit dem Phänomen der Elastizität vertraut zu werden. Vermeiden Sie jede subjektive Anstrengung und störende Anspannung der Muskulatur. Wenn Ihnen diese Übung sehr schwer fällt, können Sie zuvor mit der »Rückkehr des Frühlings« (Seite 64 f.) üben. Jene Übung bereitet den Körper bereits für das »Bewegte Stehen« vor.

Zum Himmel wachsen

Das Sinken ist die passive Bewegung beim »Bewegten Stehen«. Sie ermöglicht den Aufbau der elastischen Kraft und schafft dadurch die notwendige Grundlage für die Streckung beim »Zum-Himmel-Wachsen«.

Beim »Zum-Himmel-Wachsen« aktivieren Sie die Füße über das Spannen der Fußspiralen nach außen (beginnende Streckung). Diesen Impuls lassen Sie über die Knie, zu den Hüften und weiter über das Becken und die Wirbelsäule nach oben steigen. Denken Sie diesen Impuls über den bereits erwähnten goldenen Faden weiter nach oben. Ihr Körpergewicht bremst erst einmal die Aufwärtsbewegung. Ein Gelenk nach dem anderen spannt sich nun nach oben gegen den Widerstand. Durch den bremsenden Widerstand des Körpergewichts wird die Dehnspannung immer stärker und überwindet schließlich mühelos den Widerstand, und der Körper streckt sich nach vorn und oben. (Siehe auch das Kapitel »Mühelos aufstehen«, Seite 44 f.)

Das Sinken erzeugt eine Welle der Dehnung und ein Gefühl des Loslassens. Das Nachgeben in den Gelenken, in Verbindung mit der Verlängerung des Rückens, lässt uns für einen Moment das Gefühl für unsere Schwere verlieren. Für einen Moment schwebt der Körper. Dieses Gefühl ist wie ein Sog nach unten. Es ist vergleichbar dem Fahrstuhlgefühl. Beim Nach-unten-Gehen spüren wir den Sog ganz deutlich. Das Wachsen erzeugt eine Welle von Komprimierung (Verdichtung der Gelenke) und ein Anwachsen des Kraftpotentials.

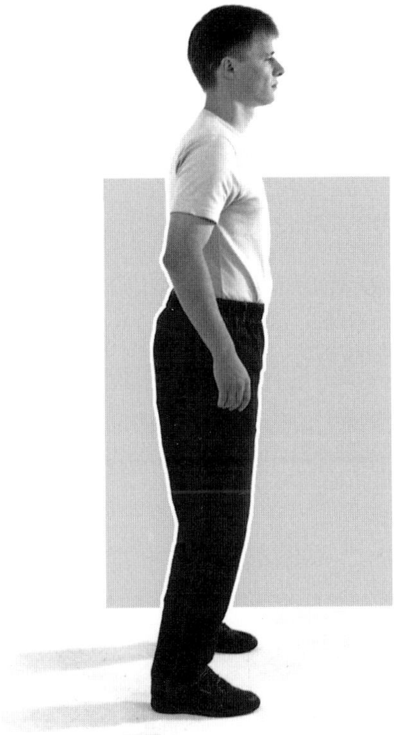

Sie können sich dabei vorstellen, dass sich Ihr Körper beim Wachsen wie eine Feder verdichtet und schließlich den Körper nach oben federn lässt. Beim Anfahren des Fahrstuhls nach oben spüren wir die Komprimierung im Bauchraum besonders deutlich. Besonders Kinder lieben diesen Effekt. Sie lieben es, Achterbahn oder ähnliches zu fahren. Sie genießen das Spiel mit der Trägheit und jene körperlichen Empfindungen, die ein heftiges Beschleunigen und ein plötzliches Abbremsen auslösen.

»Zum Himmel wachsen« und »In die Wolken setzen« im dynamischen Wechsel

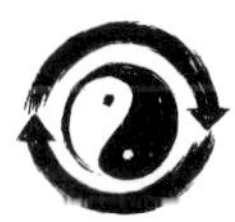

Wenn Sie mit den beschriebenen Vorübungen vertraut geworden sind, sind Sie bereit, das »Bewegte Stehen« ohne helfenden Widerstand zu üben. Stellen Sie sich dazu in den schulterbreiten, parallelen Stand, und strecken Sie sich ganz nach oben, so als würden Sie vom goldenen Faden nach oben gezogen.

Behalten Sie nun eine Restaufmerksamkeit beim goldenen Faden und der nach oben gerichteten Kraft. Die Hauptaufmerksamkeit richten Sie über die Füße nach unten. Lösen Sie Gelenk für Gelenk, und versuchen Sie wahrzunehmen, wie ein Gelenk nacheinander erst unter Zugspannung kommt und sich dann durch Verwindung und Gegenspannung der Muskulatur stabilisiert. Ganz zum Schluss richtet sich durch die Verlängerung der Halswirbelsäule auch der Kopf von hinten her auf. Spüren Sie der Bewegung einen Moment nach, denn die muskulären Prozesse dauern länger als die äußerlich sichtbare Bewegung.

In dem Moment, in dem das Sinken ausklingt, verlagern Sie das Gewicht leicht in Richtung der Zehen. Sobald die Zehen greifen, ist der Dehnungs- und Streckreflex aktiviert. Er gibt den Impuls nach oben zur Streckung. Die Hauptaufmerksamkeit verlagern Sie mit der wellenförmigen muskulären Aufladung während des Spannens gegen die Massenträgheit über den goldenen Faden nach oben. Das Kinn geht dabei ein klein wenig Richtung Brust. Wenn Sie durch das Spannen die Trägheit überwunden haben und der Körper in Bewegung kommt, strecken Sie alle Gelenke in einer wellenförmigen Bewegung von unten nach oben. Halten Sie dabei eine Restaufmerksamkeit unten, um die Dehnspannung nicht aufzulösen. Lassen Sie die Bewegung ausklingen, und kehren Sie sie dann um.

Die Streckung geschieht in einem leichten Neigungswinkel nach vorn, so kann die Dehnspannung auch im gestreckten Zustand erhalten bleiben. Üben Sie dieses Wechselspiel von Wachsen und Sinken immer wieder, bis es Ihnen selbstverständlich wird. Am Anfang ist es hilfreich, die Bewegungen groß zu machen. Mit der Zeit kann der Bewegungsausschlag immer kleiner werden. Klein lässt sich diese Bewegung überall üben, zum Beispiel beim Warten auf Bus oder U-Bahn oder wenn Sie eine Ausstellung besuchen. Eines Tages werden Sie sich dabei ertappen, dass das Wachsen und Sinken ganz von allein geschieht und Ihnen hilft, auch lange Wartezeiten mühelos zu überstehen.

Mit der Zeit fließen Wachsen und Sinken immer mehr ineinander über. Wenn der Oberkörper noch steigt, beginnt schon das Sinken in den Beinen. Während der Oberkörper noch sinkt, beginnt schon das Steigen in den Beinen. Dadurch wird der Komprimierungs- und Dehnungseffekt im Bauchraum noch verstärkt. Zusammen mit der Atmung unterstützt dieser die Arbeit und das Wohlergehen der inneren Organe. Wir müssen diesen Entwicklungsprozess gar nicht forcieren. Er wird sich durch ständige Wiederholung der Übung von selbst einstellen.

Arbeiten Sie jedoch nicht nur technisch, sondern auch mit Ihren Gefühlen. Setzen Sie Ihre Phantasie ein und regen Sie Ihre Sinne an. Langeweile ist der Feind der Übung. Stellen Sie sich zum Beispiel das Fahren im Fahrstuhl vor, die Komprimierung nach oben, den Sog nach unten – und versuchen Sie, dieses Gefühl in die Übung zu integrieren. Oder stellen Sie einen Stuhl hinter sich, um die Beckenbewegung des Setzens leichter nachvollziehen zu können.

Zum Himmel wachsen – In die Wolken setzen heißt also:

- Beim Wachsen erst gegen den Widerstand spannen (Trägheit überwinden), dann strecken.
- Beim Sinken erst der Schwerkraft nachgeben und die Streckmuskulatur lösen und dehnen, dann die Bewegung abbremsen und muskuläre Spannung aufbauen.
- Die *aktive* Muskelarbeit wird nur für die *Bewegungsdynamik* und nicht für die Überwindung der Trägheit eingesetzt.
- Widerstände richtig genutzt, erhöhen die Kraftentfaltung und vermeiden subjektive Anstrengung.
- Bewegung ist letztlich nichts anderes als ein Spiel mit der Trägheit, der Schwerkraft und der Elastizität der Muskulatur.
- Muskuläre Prozesse dauern länger als die von außen sichtbare Bewegung in den Gelenken.

Bei dieser Art des Stehens lassen sich die Gelenke »beleben«. Sie werden nicht starr fixiert, sondern haben einen kleinen Bewegungsspielraum. Ständig bewegen sich die Gelenkflächen gegeneinander, werden komprimiert und gedehnt. Die Gelenksschmiere, die die Gelenkknorpel schützt, wird dadurch optimal verteilt. Der Stoffwechsel der Gelenke lässt sich durch die ständig wechselnde Druckverteilung aktivieren und die Gelenkknorpel werden aufgebaut und verdicken sich. Entwickelt der Körper elastische Kraft, ist er bereit zur aktiven Kraftentfaltung und kann gleichzeitig lange ruhig und ohne Anstrengung stehen. Probieren Sie es aus – Sie werden sich wundern!

Schulter, Ellbogen und Hände aktivieren – Noch mehr Be»greifen«

Erst wenn unsere Füße fest verwurzelt sind und wir die Dehnspannung der Wirbelsäule aktiviert haben, können wir unsere Hände zum Einsatz bringen. Mit den Händen nehmen wir Kontakt zu unserer Umwelt auf. Sie sind hochspezialisierte Greifwerkzeuge, eine unerschöpfliche Quelle sinnlicher Eindrücke (Tastsinn) und ausdrucksstarke Kommunikationshilfen (Gesten-Zeichen). Der ganze Schultergürtel und die ihn bewegenden Muskeln sind dazu angelegt, die beiden Hände in Aktion zu bringen.

Der Schultergürtel

Der Schultergürtel ist das flexibelste Gelenksystem des Körpers. Der Schultergürtel mit seinem komplexen Aufbau aus Schultergelenk, Schulterblatt und Schlüsselbein ermöglicht den Armen einen riesigen Aktionsradius. Seine Flexibilität und Vielseitigkeit erklärt aber auch seine Anfälligkeit für Verletzungen und Verschleiß.

Der Schultergürtel ist trotz seiner Flexibilität eine Einheit. Daraus ergibt sich eine wichtige Konsequenz. Beide Hände beziehen sich in ihrer Aktivität immer aufeinander. Sie sind perfekt aufeinander abgestimmt. Selbst wenn wir nur eine Hand bewegen, ist die Position der zweiten wichtig. Denken Sie nur an das Schreiben. Wenn Sie etwas aufschreiben, liegt die andere Hand meist automatisch neben der Schreibenden, um sie zu stabilisieren. Beobachten Sie einmal im Alltag das Zusammenspiel der linken und der rechten Hand. Anatomisch gesehen sollte die linke Hand immer wissen, was die rechte tut.

Ertasten Sie jetzt Ihren Schultergürtel. Wenn Sie nach außen und hinten tasten, können Sie deutlich das Schulterblatt wahrnehmen. Wenn Sie langsam zur Schulter nach außen und oben streichen, lässt sich sein äußerer Rand ertasten. Wenn Sie dann nach vorn innen tasten, können Sie den Oberarmknochen wahrnehmen. Noch etwas weiter innen ertasten Sie den Gelenkspalt des Schultergelenks. Ihn zu massieren ist besonders wohltuend, da dort eine wichtige Sehne (Bizeps = Armbeuger) durch das Gelenk verläuft und dieser Sehnenansatz bei vielen Menschen latent entzündet ist.

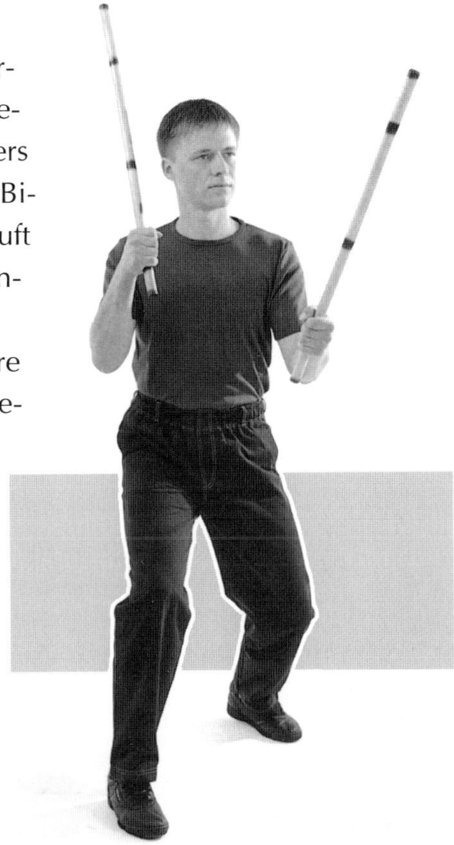

Escrima-Doppelstocktechnik: Links-rechts-Koordination in Perfektion

Massieren Sie nun als nächstes Ihre Schlüsselbeine. Ertasten Sie die beiden Gelenke, mit denen sie innen am Brustbein und außen am Schulterblatt befestigt sind. Die Schlüsselbeine sind die einzige knöcherne Verbindung des Schultergürtels und der Arme zum Brustkorb und über die Rippen zur Wirbelsäule. *Die Aufrichtung der Wirbelsäule und des Brustbeins stabilisiert und unterstützt zusätzlich die Aktivität der Hände.*

Die Position des Schulterblatts und damit des Schultergelenks wird hauptsächlich über die Muskulatur gesteuert und stabilisiert. Die größere Elastizität und Dehnfähigkeit der Muskulatur ermöglicht nicht nur dem Arm, sich im Schultergelenk (Kugelgelenk) in allen Ebenen zu bewegen, sondern auch dem Schulterblatt – und somit dem ganzen Gelenk –, relativ frei zu agieren.

Erproben Sie das Bewegungsspiel der Arme im Schultergelenk. Schwingen Sie die Arme nach vorn und hinten, zur Seite und nach innen. Lassen Sie sie kreisen, und bewegen Sie sie vor dem Körper nach innen und außen. Die Armbewegung macht uns weniger Schwierigkeiten als die

bewusste Bewegung des Schulterblatts. Die Schulterblattbewegung können Sie gut aktivieren, indem Sie sich mit den gestreckten Armen gegen eine Wand lehnen. Drehen Sie dann bewusst die Schulterblätter nach unten und innen und wieder zurück. Die Schulterblätter sind für uns nicht leicht zu aktivieren. Sinnvoll ist es deshalb, wenn Ihnen ein Partner hilft, indem er seine Hände auf Ihre Schulterblätter legt und die Bewegung unterstützt.

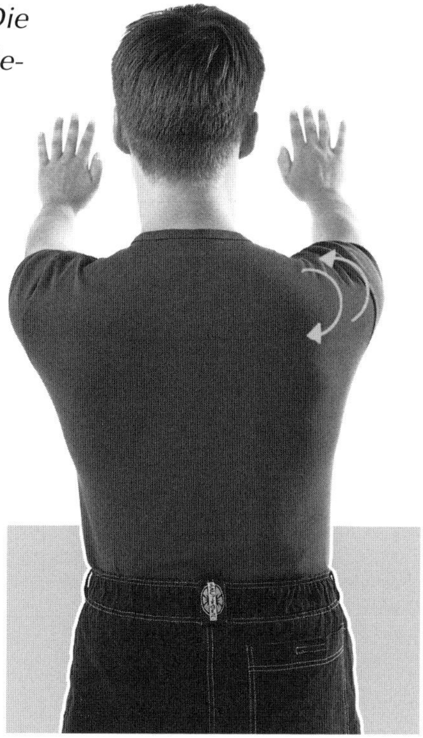

Wenn Sie einen Übungspartner haben, können Sie sich zum Abschluss noch eine wunderbare Massage gönnen, die die Bizepssehne massiert und die relative Unabhängigkeit des Schultergürtels von der Wirbelsäule erfahrbar macht. Stellen Sie sich dazu in eine stabile Grundposition im Stehen (Dehnspannung) und lassen Sie die Arme hängen. Ihr Partner beginnt nun damit, mit den Handballen die Bizepssehnen in kreisenden Bewegungen sanft zu massieren. Er kann dann die Bewegung langsam größer werden lassen und die Schultern nach oben, außen und hinten streichen und danach über außen nach innen und unten streichen.

Behalten Sie die Aufrichtung der Wirbelsäule bei, und helfen Sie bei der Bewegung nicht mit. Mit der Zeit werden Sie wahrnehmen, wie das Gelenk immer freier wird, sich die Muskeln lockern und sich eine angenehme Wärme im Schultergelenk ausbreitet.

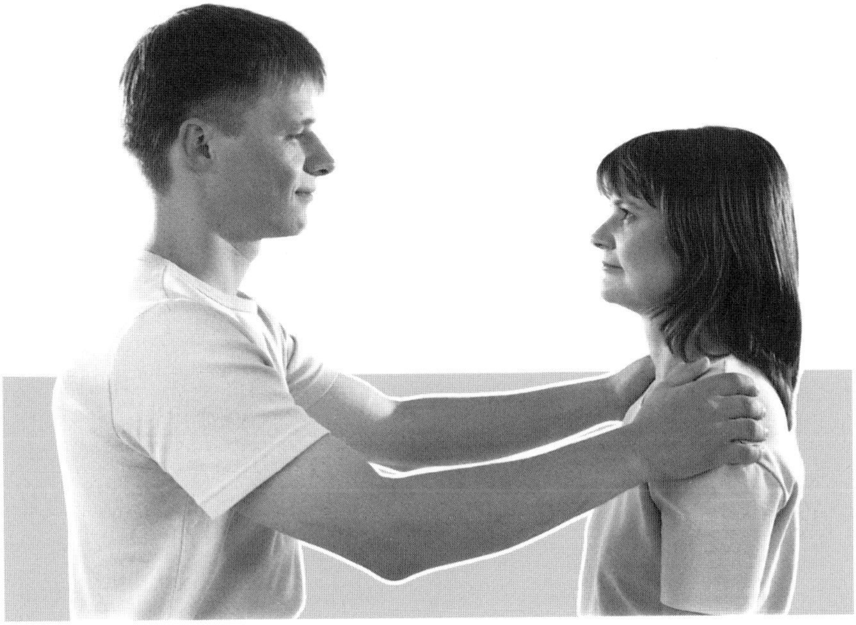

Diese Massage ist für Menschen mit chronischen Schmerzen im Schultergelenk oder chronisch entzündeten Bizepssehnen besonders zu empfehlen.

Die Ellbogen

Wenn man einfachheitshalber vom Ellbogengelenk spricht, sind eigentlich gleich drei Gelenke gemeint, die den Oberarmknochen und die beiden Unterarmknochen (Elle und Speiche) verbinden. Zusammen ermöglichen sie die Beugung und Streckung des Unterarms im Ellbogen und die Drehung des Unterarms.

Ertasten Sie einmal Oberarmknochen, Elle und Speiche. Wenn Sie die Ellbogenspitze fühlen und den Unterarm entlang wandern, betasten Sie die Elle. Die Elle ist viel stabiler und kräftiger als die Speiche. Drehen Sie ein paarmal den Unterarm, und fühlen Sie die Verdrehung von Elle und Speiche.

Ähnlich wie beim Kniegelenk kombiniert man zu einer optimalen Kraftentfaltung durch Verwindung die Fähigkeit der Beugung und Streckung im Ellbogengelenk mit der Drehung des Unterarms. Lehnen Sie sich dazu wiederum gegen eine Wand, diesmal mit gebeugten Ellbogen. Pressen Sie die Handwurzeln an die Wand, und legen Sie die Handflächen auf. »Schrauben« Sie nun nach außen. Achten Sie dabei auf die Aktivierung des Ellbogens, die Hände sollten sich nicht bewegen. Der Ellbogen geht dadurch etwas nach innen und unten. Nehmen Sie die erhöhte Stabilität im Ellbogengelenk wahr?

Drehen Sie die Bewegungsrichtung um und schrauben Sie nach innen – nun geht der Ellbogen ein wenig nach oben außen. Die Verwindung der Ellbogen vergrößert die Kräfte, die wir über die Aktivität der Hände lenken können.

Lebendige Hände

An den Händen können wir besonders schön erkennen, dass unsere Bewegungskoordination nicht nur technisch ist, sondern auch sinnlich. Unsere Hände können nicht nur kraftvoll zupacken, sondern auch sanft streicheln, klopfen, kneten und vieles mehr. Es gibt unzählige Redewendungen, die die Verbindung von Sinneswahrnehmung und Technik beim Greifen beschreiben. Wir be»greifen« beispielsweise einen schwierigen Sachverhalt, und von einem Werkzeug sagen wir, es liegt gut in der Hand. Wie wir etwas greifen und erfühlen, ist für die objektive Kraftentfaltung wesentlich. Wenn Sie das nächste Mal etwas Schweres heben müssen, lassen Sie sich Zeit, um einen guten Griff anzusetzen. Durch Tasten wird der Gegenstand für Sie »griffig«, und der Körper lässt sich optimal auf das Kommende vorbereiten.

Wenn Sie einen Finger der Hand hergeben müssten, für welchen würden Sie sich entscheiden? Sicherlich nicht für den Daumen. Die Hand bezieht ihre Kraft und Greiffertigkeit aus der Gegenlagerung von Daumen und den anderen Fingern (Verwindung). Den Verlust des Daumens würde die Funktionsfähigkeit der Hand entscheidend eindämmen.

Um die Hände in ihrer vielseitigen Funktionalität zu fördern, gibt es ein altes asiatisches Übungsgerät, die Qigong-Kugeln. Sie sind mittlerweile auch bei uns in allen Formen und Größen erhältlich. Als kostenlose Alternative können Sie auch Kastanien oder runde Steine verwenden.

Legen Sie beide Kugeln in eine Hand und versuchen Sie, beide ohne gegenseitige Berührung über die Hand laufen zu lassen. Ändern Sie nach einiger Zeit die Drehrichtung, und wechseln Sie dann zur anderen Hand.

Das Spiel mit den Qigong-Kugeln hat eine entspannende Wirkung, baut Nervosität ab und fördert die Beweglichkeit der Hände. Außerdem werden die Handreflexzonen sowie die Anfangs- beziehungsweise Endpunkte der Handmeridiane (-energieleitbahnen) stimuliert.

Hände, die greifen – Gegenlagerung von Daumen und Fingern

Für die nächste Übung brauchen Sie ein fest verschlossenes Glas mit Schraubdeckel. Der Deckel sollte so groß sein, dass er gut in Ihrer Hand liegt. Greifen Sie nun mit der rechten Hand den Deckel, und spannen Sie die Hand abwechselnd nach links und rechts, als wollten Sie das Glas öffnen und schließen. Integrieren Sie nicht nur die Hände, sondern auch die Ellbogen- und die Schultergelenke in das Spannen und Lösen.

Können Sie die Stabilisierung der Gelenke durch die Verwindung und die Gegenbewegung der Knochen zueinander wahrnehmen? Beim Spannen nach links (innen) orientiert sich der Oberarm wie auch die Hand nach innen und der Unterarm und das Schulterblatt nach außen. Beim Spannen nach rechts (außen) ist es genau umgekehrt: Oberarm und Hand schrauben nach außen und Unterarm und Schulterblatt nach innen.

Wir verschrauben also nicht nur das Glas, sondern auch alle Gelenke des Schultergürtels. Dabei bewegen sich die Knochen in den Gelenken dreidimen-

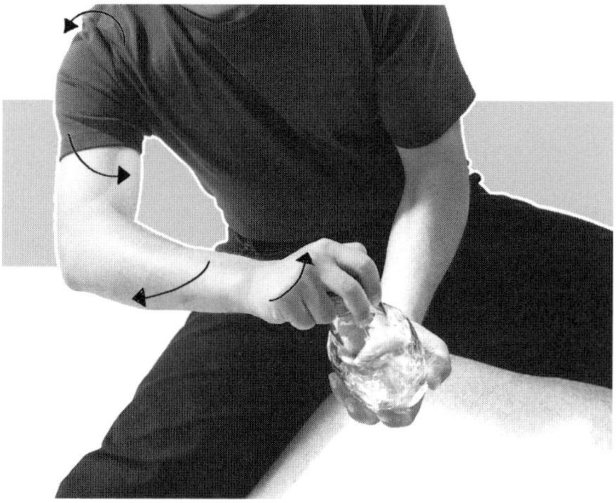

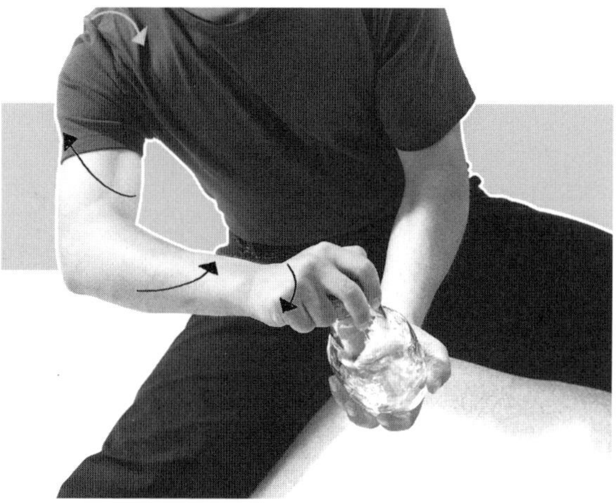

sional gegeneinander. Das Greifen ist mit der Verwurzelung der Füße am Boden vergleichbar. Greifen Sie über innen nach außen, kombinieren Sie Bewegung und Gegenbewegung zu einem kraftvollen Ganzen. Beim Glas heißt das: Wenn Sie es nach links aufschrauben möchten, drehen Sie die Hand zuerst nach rechts, um über die Vordehnung mehr Kraft zu erzeugen. Vergleichen Sie dazu das Knie»malen« beim Stehen (siehe Seite 70).

Die Drehkraft des Spannens ist nach außen stärker als nach innen. Die meisten Menschen sind Rechtshänder, benutzen also vorzugsweise ihren rechten Arm und können auf diese Weise mehr Kraft nach rechts aufbringen. Sehr zum Ärger aller Linkshänder öffnen sich deshalb Marmeladegläser nach links und schließen sich nach rechts, da für das Schließen mehr Kraft benötigt wird.

Die Kraft der Arme und das »Bewegte Stehen«

Bis jetzt haben wir beim »Bewegten Stehen« die Armbewegung noch nicht bewusst integriert. In diesem Kapitel soll dies nachgeholt werden und Ihnen Wege zeigen, wie Sie lästige Schulterverspannungen vermeiden und sogar loswerden können.

Die Arme kraftvoll hängen lassen

Menschen mit Nackenverspannungen wird oft geraten: »Lass die Schultern hängen. Entspanne dich!« Was aber passiert, wenn wir die Arme einfach hängen lassen und total entspannen? Fühlen Sie sich so wohl? Können Sie so lange stehen? Wohl kaum! Probieren Sie doch einmal folgendes Experiment aus, und lernen Sie eine andere Möglichkeit kennen.

Stellen Sie sich in die Grundhaltung, und bauen Sie die Dehnspannung der Beine und des Rückens auf, so gut Sie es jetzt schon vermögen. Lassen Sie nun die Arme so locker wie möglich an der Körperseite hängen. Entspannen Sie dabei die Hände völlig. Lassen Sie sich nun von einem Partner beide Arme nach unten ziehen (siehe Seite 90, Abb. links). Spüren Sie, wie schnell Ihnen dieser Zug unangenehm wird?

Aktivieren Sie nun die Armspirale, indem Sie die Arme ein wenig vom Körper lösen. Sie können sich dabei vorstellen, dass Sie Luft unter den »Flügeln« bekommen. Aktivieren Sie einen leichten Spannungsbogen (Gegenzug). Dazu denken Sie über die Finger nach unten und über den Daumen Richtung Schulter. Drehen Sie dann die Hände ein wenig nach innen und dann nach außen, um die Verwindung der Armgelenke zu aktivieren. Sie können sich dabei vorstellen, dass sich jede Hand sanft um eine Holzkugel schmiegt, die einen angenehmen Widerstand bietet. Probieren Sie diese Bewegung so lange, bis Sie die Verwindung und Gegenbewegung in der Schulter, dem Ellbogen und den Handgelenken spüren.

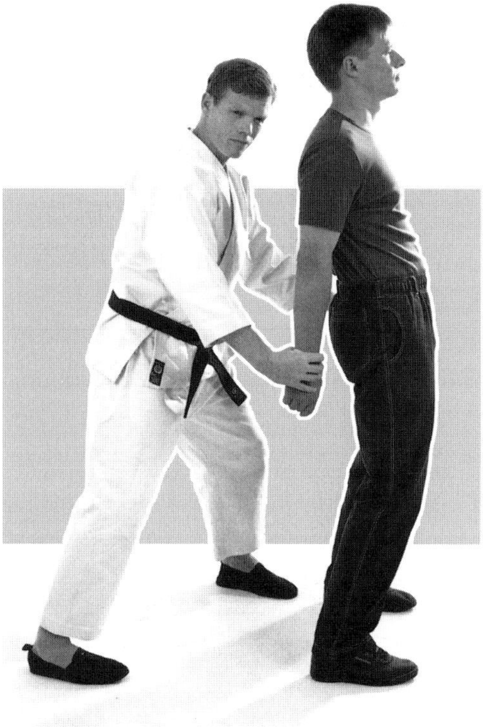

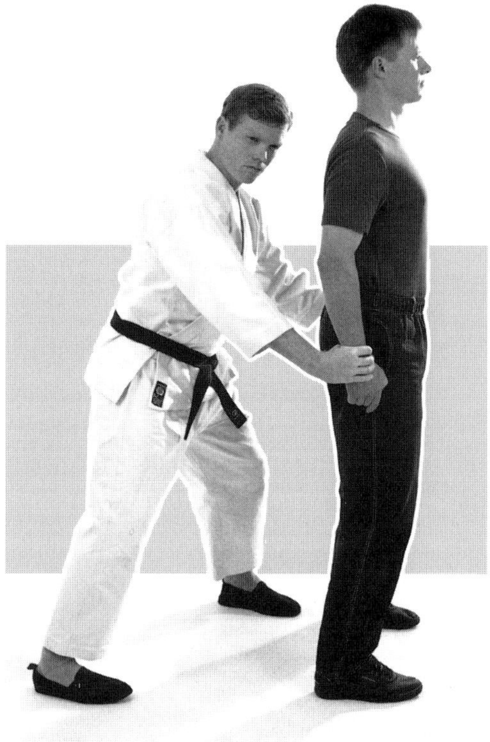

Wiederholen Sie diese Übung ein paarmal, und pendeln Sie sich in einer Stellung ein, in der Sie die Aktivierung der Dehnspannung spüren, aber keinerlei bewusste Anspannung aufwenden müssen. Denken Sie alle Gelenke weit.

Lassen Sie nun erneut den Partner nach unten ziehen, und spüren Sie den Unterschied. Können Sie den Zug des Partners nun leicht aushalten, ohne sich anstrengen zu müssen? Wenn Ihnen das Aktivieren der Armspirale im Stehen schwer fällt, können Sie einen Partner zu Hilfe nehmen, der Ihr Handgelenk sanft umfasst, während Sie das Spannen und Lösen üben.

Der Widerstand des Partners wird es Ihnen ermöglichen, die Gelenkbewegungen leichter nachzuvollziehen.

Die Aktivierung der Armspirale:

- Ohne Aktivierung der Armspiralen ist keine vollständige subjektive Entspannung der Arme und des Schultergürtels im Stehen möglich.
- Werden die Armspiralen nicht aktiviert, stört jede Aktivität der Arme die Dehnspannung des Rumpfes und dadurch indirekt die Atmung und den Herzschlag.
- Erst die bewusste Aktivierung der Armspiralen über die Hände macht die Arme reaktionsbereit, der Haltungsaufbau wird erleichtert und langes Stehen ohne Verspannung von Schultern, Nacken, Rücken und Brust ist möglich.
- Um die Armspiralen zu aktivieren, muss zunächst die Dehnspannung des Rumpfes (Stabilisierung des Brustkorbes) aufgebaut werden.
- Die Steuerung der Arme und des Schultergürtels über die Hände ist für die Aktivierung und Koordinierung aller Muskelgruppen (Armspirale) wesentlich.
- Durch die Aktivierung der Armspiralen hängen die Arme mühelos und freischwebend an der Körperseite und sind dennoch reaktionsbereit und kraftvoll. Sie lassen sich jederzeit für Bewegungen in alle Richtungen nutzen.

Die Armbewegung im »Bewegten Stehen«

Bei der Übung des »Bewegten Stehens« wird beim Wachsen die verschraubende Armbewegung nach außen stärker aktiviert und minimale Kraft eingesetzt. Dabei entfernen sich die Arme ein wenig vom Körper und werden weit. Beim Sinken wird die Spannung relativ zur Anspannung wieder gelöst (Gegenbewegung), und die Arme nähern sich erneut dem Körper an. Dieser Prozess kann auch umgekehrt werden, das heißt, beim Sinken werden die Arme weit, und beim Wachsen bewegen sich die Arme zum Körper.

Arme und Beine verwöhnen

Sie hatten nun die Gelegenheit, die wichtigsten Bewegungsprinzipien und die einzelnen Bausteine des menschlichen Bewegungsapparates über das eigene Tun kennen zu lernen. Jetzt ist es an der Zeit, eine kleine Verschnauf- und Verdauungspause einzulegen. Die nächste Übung lässt sich zur Entspannung und gleichzeitig zur Vertiefung des Gelernten nutzen. Erleben Sie einmal passiv die eigenen Arme und Beine, und erkunden Sie aktiv mit Ihren Händen die Bewegungsmöglichkeiten fremder Arme und Beine. Sie brauchen dazu nur eine Decke und einen Partner.

Lassen Sie Ihren Übungspartner auf der Decke Platz nehmen. Er sollte möglichst entspannt auf dem Rücken liegen. Eventuell ist ein kleines Kissen und eine Rolle unter den Knien (Entlastung der Wirbelsäule) dem Wohlbefinden förderlich.

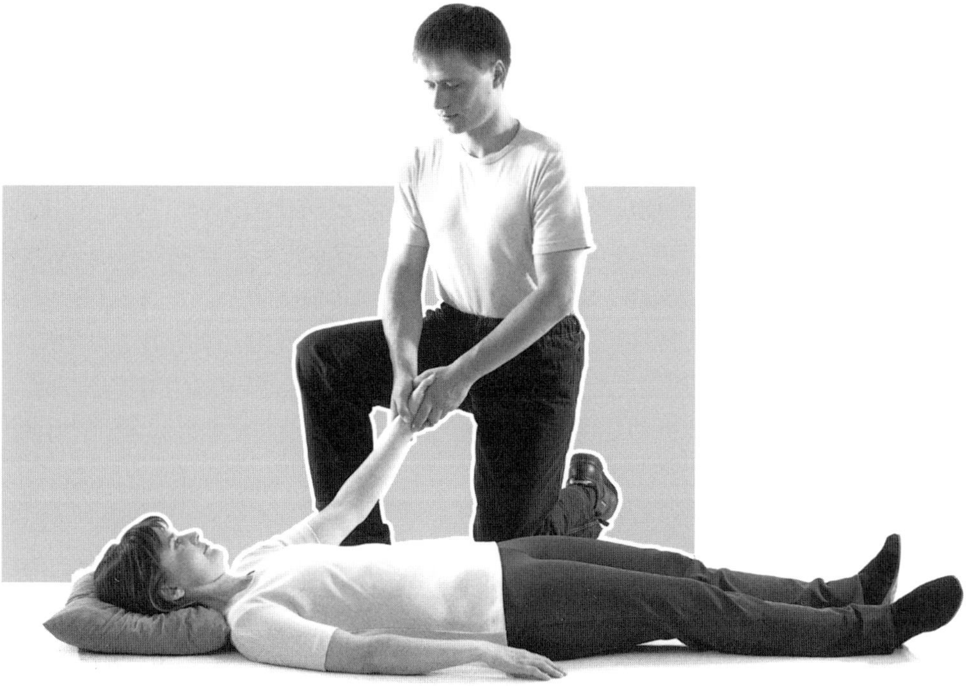

Beginnen Sie mit dem linken Arm. Lockern Sie nacheinander Finger-, Hand-, Ellbogen- und Schultergelenke, indem Sie sie sanft innerhalb Ihrer Bewegungsgrenzen durchbewegen. Nehmen Sie die spezifischen Bewegungsmöglichkeiten der einzelnen Gelenke bewusst wahr.

Nehmen Sie dann den Arm am Handgelenk, und ziehen Sie den Arm sanft in die Länge. Erkunden Sie das Gelenkspiel. Wechseln Sie zwischen Dehnen und Lockerlassen ein paarmal hin und her.

Aktivieren Sie nun die Armspirale, indem Sie den Arm abwechselnd nach innen und außen drehen. Achten Sie dabei darauf, dass alle Gelenke in Ihrer Bewegung und Gegenbewegung integriert sind. Kombinieren Sie das Drehen mit dem Dehnen und das Lösen mit dem Zurückdrehen.

Legen Sie zum Schluss den Arm auf Zug, das heißt, dehnen Sie ihn sanft und legen Sie ihn dann ab. Auf diese Weise kann der Partner noch besser locker lassen und genießen. Lassen Sie ihn einen Moment nachspüren und den Unterschied zwischen links und rechts wahrnehmen. Gehen Sie dann über zum anderen Arm. Wenn Sie genügend Zeit haben, wiederholen Sie diese Übungselemente mit den Beinen.

Das Positive an dieser Übung ist, dass alle Muskeln sich entspannen können, da der Boden das Körpergewicht trägt und der Partner die Krafterzeugung für die Bewegungen übernimmt. So lässt sich ohne störende Muskelspannungen der Bewegungsspielraum der Gelenke erkunden. Der Zug an den Gelenken öffnet Räume für den Atem. Spüren Sie, wie die Atemqualität sich ändert. Bei dieser Übung können wir im wahrsten Sinne des Wortes aufatmen.

Lassen Sie die Übung in Ruhe ausklingen, und bereiten Sie sich innerlich darauf vor, nun mehr über die Verbindung von körperlicher Bewegung zur Atmung und zu den inneren Organsystemen zu erfahren und zu erspüren.

Bewegung und Atem

Leben bedeutet, fortwährend wechselnden Gegebenheiten unserer Umwelt ausgesetzt zu sein. Dabei versucht der Körper, trotz sich ändernder Einflüsse von außen, immer wieder ein möglichst gleich bleibendes inneres Milieu zu schaffen. Über die verschiedensten Steuerungsmechanismen werden Körpertemperatur, Muskelspannung, Organtätigkeit (Verdauung, Atmung) sowie alle anderen Aktivitäten immer wieder neu reguliert.

Die Regulierung erfolgt über ein komplexes Zusammenwirken von entgegengesetzt wirkenden Kräften. Entsteht ein Ungleichgewicht, sendet uns der Körper mehr oder weniger deutliche Signale. Wir werden müde (Regeneration), werden hungrig (Energieversorgung), durstig (Flüssigkeitshaushalt) oder wir frieren (Wärmehaushalt).

Das Steuerungszentrum für die lebenswichtigen Funktionen des Körpers ist das vegetative Nervensystem. Es lässt sich nicht willentlich kontrollieren, wird aber von inneren Emotionen und der Psyche stark beeinflusst. Es steuert beispielsweise den Kreislauf, die Atmung, das Verdauungssystem, den Stoffwechsel und beeinflusst das Herz. Man nennt es daher oft das »autonome Nervensystem«. Es wird gebildet von zwei sich ergänzenden Gegenspielern: Symphatikus und Parasymphatikus. Sie arbeiten immer zusammen. Der eine regt ein Organ an, der andere hemmt es.

Aufgaben des Sympathikus:	*Aufgaben des Parasympathikus:*
Körper auf Aktivität einstellen	Körper auf Regeneration einstellen
Stoffwechsel anregen	Stoffwechsel hemmen
Energie freisetzen	Verdauung fördern
Hauptaktivität tagsüber	Hauptaktivität nachts und nach dem Essen

Körperliche und psychische Anstrengungen (nervliche Erregung) haben Auswirkungen auf die inneren Organe (z.B. Atmung und Verdauung) und Systeme (z.B. Blut- und Lymphfluss). Ständige Aktivierung durch übermäßige Anstrengung kann zu vegetativen Störungen führen und auf Dauer die Entwicklung der körperlichen Leistungsfähigkeit und des subjektiven Wohlbefindens beeinträchtigen. Unfunktionale Bewegungsmuster belasten die Organe noch zusätzlich. Sie engen die Organe ein, verändern ihre Position im Bauchraum und erschweren ihnen so die Arbeit.

Ein wichtiger Gradmesser für den Erfolg unserer Bemühungen um eine Bewegungsweise, die die inneren Vorgänge im Körper fördert, ist unsere Atmung. Sie lässt sich willentlich beeinflussen und wird ansonsten vom vegetativen Nervensystem gesteuert. Integrieren sich Bewegung und Atmung zu einem harmonischen Ganzen, lassen sich die körperlichen Aktivitäten und die inneren Vorgänge im Körper aufeinander abstimmen. Das »Bewegte Stehen« ist eine ideale Übung, um Bewegung und Atmung aufeinander einzuschwingen.

Ruhig atmen

Die Atmung hat für das Herz-Kreislauf-System und die Arbeit der inneren Organe eine Doppelfunktion: Sie ist zusammen mit dem Herz-Kreislauf-System der Motor der Bewegung, da sie die notwendige Versorgung der Muskulatur mit Sauerstoff gewährleistet und wichtige Botenstoffe, wie zum Beispiel das Adrenalin im Körper, verteilen hilft. Ihre zweite Funktion ist eine mechanische: Sie sorgt in Zusammenarbeit mit dem aktiven und passiven Bewegungsapparat für die innere Stabilität des Rumpfes.

Ihr Beitrag zur inneren Stabilität erklärt sich aus der Atembewegung selbst. Denn die körperliche Grundlage der Atembewegung ist die Muskeltätigkeit. Den wichtigsten Atemmuskel bezeichnen wir als das Zwerchfell, aber letztlich können die meisten Muskelgruppen des Rumpfes etwas zur Atmung beitragen. Unbewusst unterstützen wir deshalb mit vielen Bewegungen die Atmung. Morgens breiten wir am Fenster die Arme aus, damit die frische Luft uns hilft, aufzuwachen, nach einem schnellen Lauf stützen wir uns mit den Armen auf den Schenkeln ab, um leichter Luft zu bekommen, oder wir ziehen unwillkürlich den Bauch ein, um bei der Ausatmung noch mehr Luft aus der Lunge zu pressen.

Das Zwerchfell trennt den Brust- vom Bauchraum. Es ist eine kuppelförmige Muskelplatte, die sich durch Anspannung (Kontraktion) absenkt und durch eine Entspannung wieder anhebt. Die Zwerchfellbewegung beeinflusst dadurch die Druckverhältnisse und Bewegungen im Bauchraum.

Durch Verkürzung (Anspannung) senkt sich das Zwerchfell ab und trägt auf diese Weise zur Druckerhöhung im Bauchraum bei. Als Folge davon sinkt der Druck im Brustraum und die Einatmung wird möglich. Die nachfolgende Entspannung lässt den Druck im Bauchraum sinken und erhöht ihn im Brustbereich. Der höhere Druck in Verbindung mit der Eigenelastizität der Lunge führt dann zur Ausatmung.

Sie können diesen Prozess sehr schön im Liegen wahrnehmen. Wenn Sie sich auf dem Rücken lang ausstrecken und dabei die Hände auf den Unterbauch legen, werden Sie die Auswirkungen der Atembewegung auf den Bauchraum spüren. Durch die Einatmung und den dadurch ansteigenden Druck im Bauchraum hebt sich die Bauchdecke. Der sinkende Druck bei der Ausatmung lässt die Bauchdecke wieder absinken. Atmen Sie durch die Nase ein und aus. (Die Atmung über den Mund sollte nur eine Hilfsat-

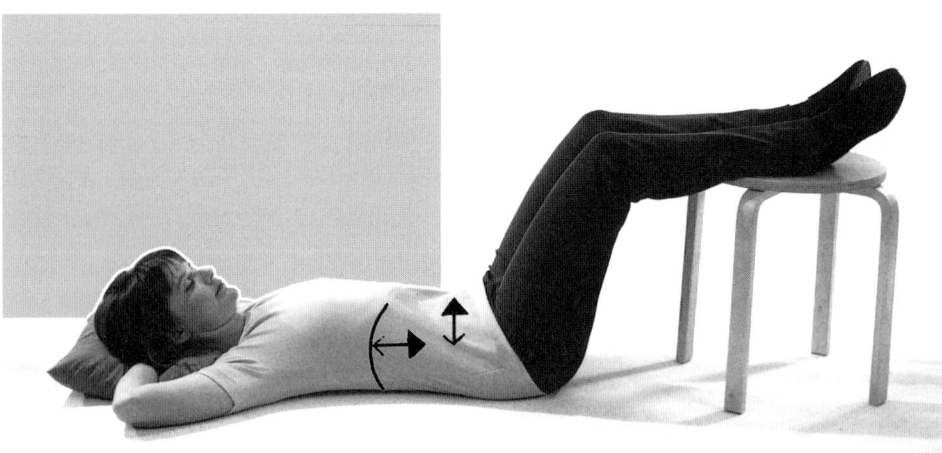

mung bei großer Anstrengung sein.) Die Atmung über die Nase reinigt und erwärmt die einströmende Luft. Bleiben Sie eine Zeit lang liegen, und spüren Sie die Qualität dieser Atmung.

Als Nächstes begeben Sie sich in eine Position, in der möglichst die ganze Wirbelsäule am Boden gestreckt liegt. Das lässt sich am einfachsten bewerkstelligen, indem Sie die Füße auf einen Stuhl legen. Die Winkel Bauch-Oberschenkel und Oberschenkel-Unterschenkel sollten dabei möglichst nahe 90 Grad sein. Spüren Sie nun erneut die Atembewegung, und nehmen Sie die veränderte Qualität der Atmung wahr.

Die gerade Wirbelsäule in Verbindung mit einer Entspannung des Unterbauches durch das Hochlagern der Füße erleichtert und fördert die Atmung. Die veränderte Haltung des entspannten Körpers macht einen großen Unterschied in der Qualität des Atems. Und dies gilt für den aufrechten, sich fortwährend bewegenden Körper noch viel mehr.

Die Atemspannung – Der Ausgleich von innen und außen

Die ständig wirkende Schwerkraft und die körperlichen Anpassungsreaktionen, wie sie in der Übungsbeschreibung des »Bewegten Stehens« (Seite 74 ff.) entwickelt wurden, erzeugen Druck- und Zugspannungen der Muskeln in alle Richtungen. Diese Spannung wirkt auch nach innen. Damit die Atemaktivität nicht behindert wird, muss die Atemmuskulatur sich gegen die wirkenden Kräfte spannen (Atemspannung). Um die nach innen wirkenden Kräfte auszugleichen und ein dynamisches Kräftegleichgewicht herzustellen, integriert sich die Atembewegung in die Gesamtbewegung.

Legen Sie sich erneut auf den Rücken, und lagern Sie die Füße nach oben. Legen Sie sich nun einen etwas schwereren Gegenstand auf den Bauch (z.B. einen Gymnastikball), oder lassen Sie einen Übungspartner

Druck auf ihn ausüben. Spannen Sie die Bauchmuskeln an, um gegen den Widerstand anzugehen. Halten Sie diese Spannung einige Zeit. Wie viel Anstrengung spüren Sie? Wird der Atem behindert? Wie ist Ihr Körpergefühl im Bauch?

Die Aktivierung der Bauchmuskeln ohne Gegenspannung (auf die weiter unten eingegangen wird) erschwert den Atem und führt zu einer relativen Starre. Sie verbraucht unverhältnismäßig viel Energie und Kraft.

Probieren Sie die gleiche Übung nun noch einmal. Diesmal drücken Sie den unteren Rücken auf die Unterlage und atmen Sie dann aus, singen oder summen Sie dabei ein Chäääää. Stellen Sie sich vor, dass die Kraft des Ausatmens im Körper als ein warmer Strom nach unten fließt und dadurch die Aufwärtsbewegung des Zwerchfells beim Ausatmen sanft abbremst und der Bauch nach allen Seiten hin weit wird. Der Ton sollte leise beginnen, ruhig und gleichmäßig tönen und leise ausklingen. Am Ende der Atempause drücken Sie die Fersen fest auf die Stuhlunterlage, bis Sie die Unterlage unter dem unteren Rücken deutlich spüren, und atmen Sie dann sanft, fließend und doch kraftvoll ein. Sie können sich dabei einen Kraftstrom über die Füße, den Beckenboden und weiter bis hin zum »Goldenen Faden« (bis zum höchsten Punkt am Kopf und darüber hinaus) vorstellen. Achten Sie darauf, den Atem nie anzuhalten. Spüren Sie dann den Unterschied zur vorherigen Übung.

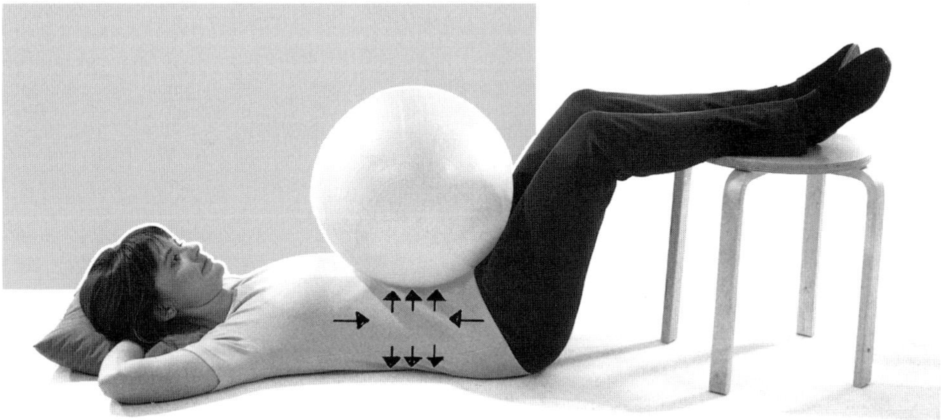

Natürlich spüren Sie weiterhin die Spannung, aber die Anstrengung sollte bei der zweiten Variante deutlich geringer und die Kraftentfaltung gleichmäßiger und leichter aufrechtzuerhalten sein. Der Partner sollte dabei ein Gefühl haben, als würde er in einen Ball drücken. Die Hülle des »Balls« gibt keinen Widerstand (keine Bauchmuskelverkürzung), sondern spannt sich passiv dem aufgebauten Innendruck (Zwerchfell und Beckenbodenaktivierung) entgegen.

Der Innendruck entsteht durch die Aktivierung des Beckenbodens als Gegenpol zum Zwerchfell: einmal durch Andrücken des unteren Rückens beim Ausatmen und einmal durch das Aufdrücken der Ferse nach unten bei der Einatmung. Der Druck, der vom Zwerchfell gegen den gegenspannenden Beckenboden aufgebaut wird, breitet sich nach allen Seiten aus. Es ist wichtig, dabei nicht zu »pressen«, sondern trotz Krafteinsatz die Elastizität des Zwerchfells und des Beckenbodens zu fördern. Die Bauchmuskulatur arbeitet dabei dem Druck elastisch und passiv entgegen, ohne sich zu verkürzen. Ihr Gegenpol, die Rückenmuskulatur, wird durch das Pressen an den Boden aktiviert.

Die Aktivierung des Beckenbodens ist für die Atmung und ganz allgemein sehr wichtig. Die östliche Medizin hat schon sehr früh den Zusammenhang zwischen Beckenbodenschwäche und vielen Krankheiten hergestellt. Durch die Aktivierung der Dehnspannung der Wirbelsäule und der Atemspannung wird auch die Beckenbodenmuskulatur entwickelt.

Die Atmung unter Belastung nennt man auch die »Arbeitsatmung«. In der Traditionellen Chinesischen Medizin wird sie als *Qiatmung* geübt. Sie unterstützt den Körper bei schwerer Arbeit, entlastet die Wirbelsäule und schützt die inneren Organe vor Einwirkungen von außen, zum Beispiel vor Schlagen in der Kampfkunst. In der östlichen Übungstradition ist ihre Entwicklung und Stärkung einer der bedeutendsten Trainingsinhalte. Sie wird dort als »innere Kraft« bezeichnet.

Sie eröffnet dem Geübten viele Möglichkeiten, zum Beispiel kann der Atem dadurch extrem verlangsamt werden. Normalerweise verstärkt die Entspannung des Zwerchfells die Ausatmung. Wird diese Entspannung verlangsamt, wirkt nur noch die Eigenelastizität der Lunge, und der Atem strömt kaum noch wahrnehmbar nach außen. Wird bei der Einatmung die Spannung im Bauchraum gehalten (Spannen gegen die Trägheit nach oben, Komprimierung), kann der Atem langsam und gleichmäßig fließen – der Atem wird tiefer, da das Volumen der Lunge voll ausgeschöpft wird. Dabei ist die Aufmerksamkeit mehr im Rücken und Bauchraum als in der Brust, da die Lungenflügel hinten weiter nach unten gehen als vorn. Sofortiges Aufpumpen des Brustkorbes verhindert die tiefe Atmung.

Die oben genannte Übungsanleitung beschreibt natürlich nur die Grundform dieser Atmung. Je nach Bewegung, zum Beispiel rennen, gehen, schwer heben oder schlagen in der Kampfkunst, erfordert sie eine leichte Variation dieses Grundprinzips. Falls Ihnen die Übung schwer fällt und Sie kein Gefühl für diese Art der Atmung bekommen, dann provozieren Sie ein Niesen, Husten oder ein Gähnen. All das sind Variationen dieser Atmung.

Die Atemspannung üben Sie anfänglich am besten isoliert im Liegen. Lassen Sie sich dabei Zeit, und setzen Sie zu Beginn wenig Kraft ein. Üben Sie mit dem *Chäääää.* Die Qualität und Schönheit des Tones verrät Ihnen viel über den Erfolg Ihrer Bemühungen. In der östlichen Tradition gibt es eine lange Tradition des Tönens. Von buddhistischen Gesängen über die heilenden Laute des Qigong bis zum Kampfschrei in der Kampfkunst.

Im Stehen können Sie die Arbeitsatmung am besten im »Bewegten Stehen« üben. Dazu muss die Grundform des »Bewegten Stehens« schon eingeübt sein (siehe Seite 74 ff.). Die Aktivierung des Beckenbodens, des Zwerchfells und der Bauchmuskulatur geschieht dabei ganz natürlich durch das Abfedern des Körpers beim Sinken und durch das Komprimieren des Körpers beim Wachsen. Die Elastizität und Aktivierung des Rückens (Rückenstreckmuskulatur) ergibt sich aus der Verlängerung des Rückens und der Aufspannung der Arme (Armspirale, z.B. großer Rückenmuskel).

Die Atemspannung im »Bewegten Stehen«

Vielleicht kennen Sie folgende Situation vom Joggen oder vom Bergwandern: In den ersten Minuten ist man etwas außer Atem, die Bewegung noch schwerfällig und man kann sich kaum vorstellen, diese Belastung über einen langen Zeitraum hinweg durchzustehen. Doch dieses Gefühl ändert sich schon nach wenigen Minuten. Der Atem wird ruhiger und kräftiger, die Bewegungen verlaufen fließender, Atem und Bewegung stellen sich aufeinander ein. Das Verhältnis von Bewegung und Atem hat viel mit Rhythmus zu tun. Eine rhythmische Bewegung lässt den Atem auf den Bewegungsrhythmus einschwingen. Wird bei der Bewegung auch noch das Spiral- und das Wellenprinzip beachtet, kann sich die Atemaktivität voll entfalten.

Das »Bewegte Stehen« ist eine gute Möglichkeit, Bewegung und Atem zu integrieren. Die körperliche Bewegung schafft den Rahmen, in dem sich die Atemaktivität entfalten kann. Sie schafft den Raum, in dem der Atem fließen kann. Vielseitige Bewegungsmuster und Körperpositionen (z.B. Asanas im Yoga) fördern die qualitative und quantitative Entwicklung der Atemaktivität.

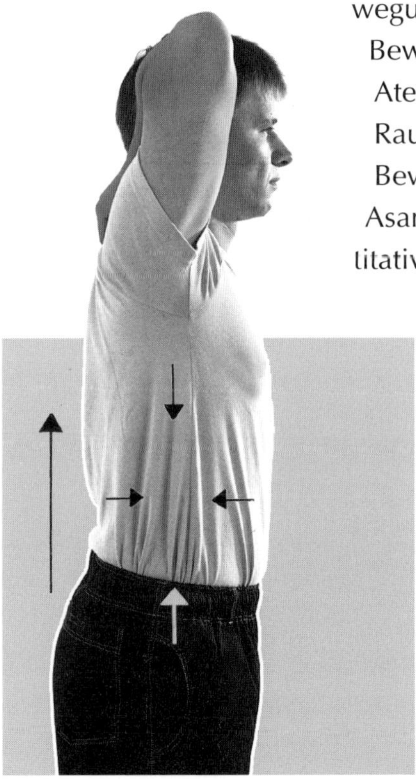

Probieren Sie es einmal selbst aus. Üben Sie eine Zeit lang das »Bewegte Stehen« und stellen Sie fest, ob sich ein Atemrhythmus einstellt. Es wird nicht sehr lange dauern. Für den Anfang ist es am besten, wenn die Bewegung so schnell ist, dass Wachsen und Sinken einem Atemzyklus entsprechen.

Wachsen – einatmen

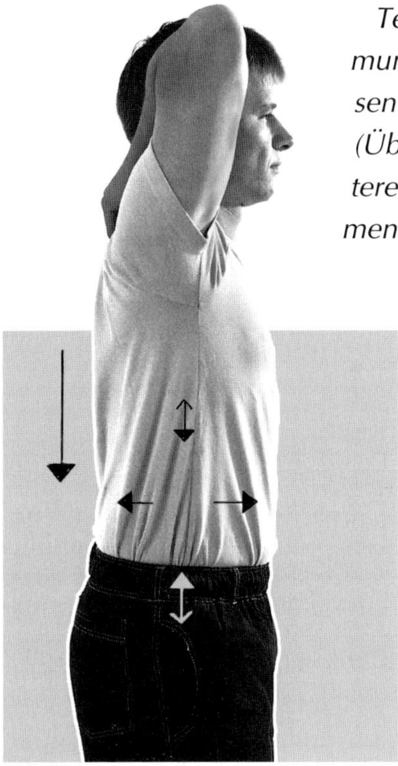

Sinken – ausatmen

Tendenziell unterstützt das Wachsen die Einatmung und das Sinken die Ausatmung. Beim Wachsen fördert die Komprimierung des Bauchraums (Überwindung der Trägheit) das Einatmen. Die unteren Lungenspitzen können sich in diesem Moment leicht füllen. Mit der weiteren Streckung und der Aktivierung der Armspirale nach außen wird das Weiten des Brustkorbs unterstützt und somit auch die Brustatmung. Der Bauch geht dabei aufgrund der Streckung ein wenig nach innen. Durch das Verlängern der Halswirbelsäule wird die Lungenspitzenatmung gefördert. Die Welle nach oben ist also auch eine Atemwelle.

Das Sinken braucht Zeit, um die elastische Kraft voll zu entwickeln. Es ist tendenziell langsamer als das Wachsen. Durch die Aktivierung des Beckenbodens, der Verlängerung der Wirbelsäule, die Entspannung der Armspiralen, der Abbremsung der Zwerchfellbewegung nach oben und der passiv dagegenspannenden Bauchmuskulatur wird die Atmung verlangsamt und intensiviert. Die Orientierung nach unten und innen hilft zusätzlich. Die Taillengegend, vor allem der Bauch, wird durch den Innendruck etwas nach außen gedrückt. Bei der Arbeitsatmung im Stehen ist es also gerade umgekehrt wie im Ruhezustand am Boden. Beim Einatmen nach innen – beim Ausatmen nach außen. Man spricht deshalb in diesem Zusammenhang in der Literatur oft von der umgekehrten Atmung.

Erspüren Sie beim Üben die Atempause. Mit dem Sinken klingt der Atem aus und mit dem Aufwärtsstreben des Körpers kommt, einen »Tick« verzögert, der

Einatem. Atem-, Dehnungs- und Streckreflex übernehmen die Führung – und nicht die willentliche Anstrengung.

Atem- und Bewegungsrhythmus

Das »Bewegte Stehen« ist hervorragend geeignet, das Gefühl für die Atmung und die Verbindung von Atem und Bewegung zu erwerben. Es wäre aber ein Fehler, diesen einen Bewegungsrhythmus als absolut zu betrachten. Die Anwendung bei anderen Übungen oder im Alltag stellt weit höhere Anforderungen an die Verbindung von Atem und Bewegung. Es ist für Geübte deshalb wesentlich, zu variieren und auszuprobieren, um die eigenen Möglichkeiten zu erweitern. Schnelle Aktivitäten, schweres Tragen oder unbewegtes Stehen fordern ein virtuoses Zusammenspiel von Atem und Bewegung. Es ist wie in einer Musikgruppe: Alle spielen dasselbe Stück, und doch spielen sie nicht dasselbe. Je erfahrener die Musiker, desto freier können sie sich bewegen, ohne den Zusammenhalt zu verlieren.

Die Dehnspannung ermöglicht also dem Geübten auch beim Sinken das Einatmen und umgekehrt. Beim Einatmen kann der Bauchraum die ganze Zeit über unter Spannung gehalten werden – wie sollte es sonst auch möglich sein, einen schweren Sack über eine weite Strecke zu tragen?

Der Atem und die Bewegung der einzelnen Muskeln sind nicht die einzigen körperlichen Rhythmen. Das rhythmische Pumpen des Herzens, der Arbeitsrhythmus jedes einzelnen Organs, das wellenförmige, rhythmische Fließen der Körperflüssigkeiten (Blut, Lymphe, Rückenmark usw.), die Tätigkeit des Gehirns – um nur einige zu nennen –, erzeugen Schwingungen. Alles im Körper ist Schwingung und erzeugt Schwingung. Sind alle Schwingungen aufeinander abgestimmt, bilden sie eine harmonische Grundschwingung.

Durch Störungen von außen oder aufgrund innerer Konflikte geht uns dieses Beschwingtsein oft verloren. Das »Bewegte Stehen« schafft Raum, es wieder zu finden. Der vorgegebene Rhythmus durch die Bewegung schafft die Voraussetzung, dass sich die Rhythmen des Körpers erneut aufeinander einschwingen. Das Einschwingen auf einen Rhythmus fördert das Wohlbefinden und löst psychische und physische Anspannung. Es ist ein Urprinzip der Entspannung und Regeneration. Mütter wiegen ihre Kinder, Kinder lieben Schaukeln, Bierzeltbesucher schunkeln – und wer von uns sitzt nicht gern einmal in einem Schaukelstuhl?

Das rhythmische Spannen und Lösen der Muskeln wirkt wie ein Pumpsystem und unterstützt auf diese Weise den Blutstrom und den anderer Körperflüssigkeiten. Vor allem die Unterstützung der Fließrichtung des Blutes nach oben entlastet das Herz und die Venen. In der Medizin bezeichnet man deshalb oft scherzhaft die Wade als zweiten Herzmuskel. Der Rückfluss des venösen Blutes wird zusätzlich noch durch die Atemaktivität gefördert. Zusammen mit der äußeren Bewegung erzeugt die Atembewegung rhythmische Organbewegungen. Jedes Organ hat sein eigenes Bewegungsspiel. So wird gewährleistet, dass die Organe nicht aneinander haften. Wenn wir uns harmonisch bewegen, werden die Bauchorgane mit jeder Bewegung und mit jedem Atemzug massiert und so in ihrem Arbeitsrhythmus und Stoffwechsel bestärkt.

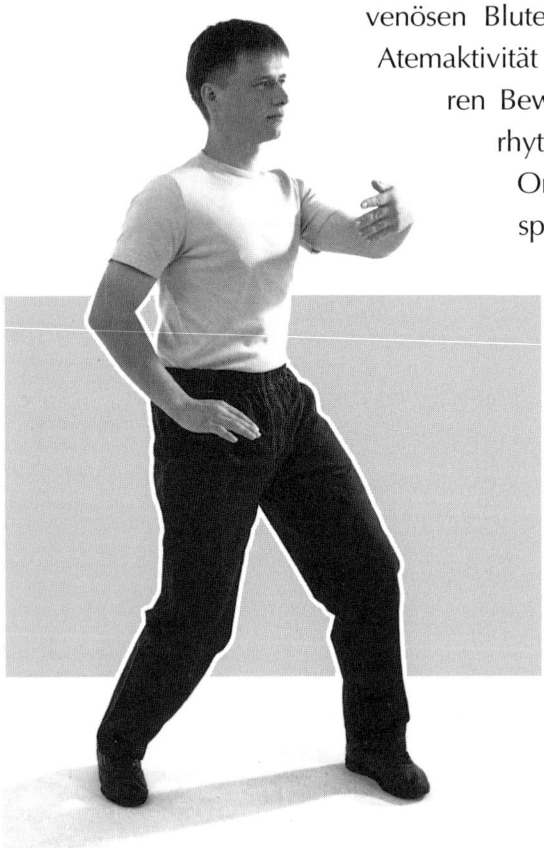

Atemmuskulatur (Zwerchfell, Beckenboden), innere Organe, aktiver und passiver Bewegungsapparat stabilisieren und unterstützen sich also gegenseitig in ihrer Funktion. Den inneren Rhythmus des harmonischen Zusammenspiels zu finden und ihn auch unter großer Belastung, zum Beispiel im Sport (auch in der Kampfkunst) oder im Alltag nicht zu verlieren, ist die Voraussetzung, um Leistung nicht auf Kosten der inneren Ordnung des Körpers zu erbringen. Ist der innere Rhythmus stark und harmonisch, verschwindet die Anstrengung und die körperliche Kraft entfaltet sich mühelos.

Wie »steht« es nun um Ihr Gefühl für das Stehen und Sitzen? Haben Ihnen das Kennenlernen des menschlichen Bewegungsapparates und der Bewegungsprinzipien geholfen, müheloser und kraftvoller zu stehen und zu sitzen? Es würde mich sehr freuen, wenn dem so wäre. Geben Sie sich auf jeden Fall erst dann zufrieden, wenn die Bewegung richtig »swingt«. Um mit Duke Ellington zu sprechen: »It don't mean a thing, if it ain't got that swing.« Bewegung ist – um es nochmals zu betonen – wie Musik, eine gute Bewegungstechnik ist nichts ohne Bewegungsgefühl, Kreativität und Ausdruckskraft. Ein koordinierter Körper ist lebendig und bereit zu »klingen« wie ein gestimmtes Musikinstrument.

Das »Stehen in Ruhe« – Zurück zum Ausgangspunkt

Im »Stehen in Ruhe« kommt das »Bewegte Stehen« zur Ruhe und der Mensch vom bewussten Lernen wieder zum unspezifischen Spüren. Probieren Sie es einmal aus. Stellen Sie sich in die parallele Grundposition, und beginnen Sie mit dem »Bewegten Stehen«. Lassen Sie sich genügend Zeit, die vielen Aspekte des Stehens, die Sie bisher kennen gelernt haben, in die Gesamtbewegung zu integrieren.

Die nachstehende Tabelle fasst die wichtigsten Punkte noch einmal zusammen.

»Bewegtes Stehen«	Yang: Zum Himmel wachsen	Yin: In die Wolken setzen
Atmung	Einatmung	Ausatmung
Gelenkbewegung	Strecken in den Gelenken	Beugen in den Gelenken
Gelenkspiel	Komprimierung der Gelenkkapsel	Dehnen der Gelenkkapsel
Muskelarbeit	*Dehnungs- und Streckreflex:* Reflektorische Kontraktion (Verkürzung) der Muskeln beim Strecken der Gelenke	*Aufbau der »elastischen Kraft«:* Passive, der Schwerkraft nachgebende Dehnung, der Streckmuskulatur beim Beugen der Gelenke
Unterer Rücken (Lendenwirbelsäule)	Leichtes Hohlkreuz	Verlängerung, Aufrichtung
Kopfbewegung, Halswirbelsäule	Kinn zur Brust, Nacken sanft dehnen	Von hinten her den Kopf aufrichten, Goldener Faden
Armspirale	Aktivieren, mehr Spannung nach außen	Spannung lösen, nach innen sammeln
Beinspirale	Aktivieren, mehr Spannung nach außen	Spannung lösen über innen

Wenn Sie sich in der Übung wohl fühlen, lassen Sie die Bewegung immer kleiner werden. Setzen Sie immer weniger Kraft ein, um zu wachsen. Ab dem Moment, an dem Sie weniger Kraft für das Spannen nach oben einsetzen, als nötig wäre, um den Körper nach oben zu strecken (Kraft kleiner Massenträgheit), kommt die äußerlich sichtbare Gelenkbewegung zum Erliegen. Ein sanftes Pendeln des Körpers reicht nun aus, die muskulären Prozesse ohne Gelenkbewe-

gung weiterhin zu aktivieren. Dabei pendelt der Körper beim Wachsen nach vorne Richtung Zehen, beim Sinken zurück zu den Fersen.

Das Pendeln reicht aus, um den Dehnungs- und Streckreflex in dem Maße zu aktivieren, das das Wachsen und Sinken auslöst. Die nächste Stufe auf dem Weg zum »Stehen in Ruhe« ist das Ausklingenlassen der Pendelbewegung. So wie eine Schaukel langsam ausschwingt, kommt der Körper in einer Mittelposition zur Ruhe. Wir stehen dann gehalten vom goldenen Faden auf einer Wolke sitzend und fest verwurzelt in der Erde.

In der dritten Stufe des »Bewegten Stehens« reicht allein die Vorstellungskraft aus, um das Wachsen und Sinken weitergehen zu lassen. Es wird dadurch noch feiner. Am Schluss reduzieren Sie auch noch die Aktivität der Vorstellung und spüren in die Körpermitte – einem Bereich ungefähr zwei Fingerbreit unterhalb des Bauchnabels.

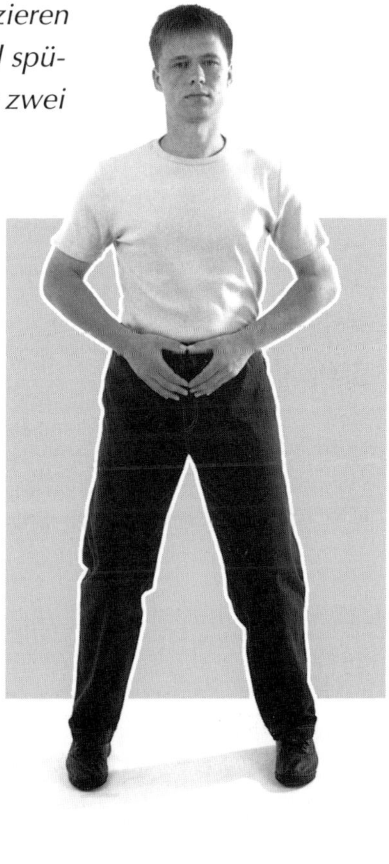

Legen Sie beide Hände übereinander auf den Unterbauch. Sie können dazu auch die Augen schließen. Versuchen Sie, Ihre Aufmerksamkeit dort zu halten und Ihre Mitte wahrzunehmen. Nach einiger Zeit wird Ihnen das ohne Mühe gelingen.

Dieser Bereich wird in der östlichen Tradition als Dantien, Hara oder auch als Meer des Qi (Kraft, Energie) bezeichnet. Es ist das wichtigste Energiezentrum des Körpers. Für die Bewegungslehre ist es ganz nüchtern der Schwerpunkt. Wenn unser Körper in einem flexiblen Gleichgewicht steht, ist dort sein Schwerpunkt und lässt sich als solcher gut wahrnehmen. Unser Schwerpunkt ist auch in der Ruhe immer in

Bewegung. Er verändert sich mit der Atmung wie die Ufer des Meeres mit den Gezeiten.

Lassen Sie nun alle Aktivität (geistig und körperlich) zur Ruhe kommen, und spüren Sie die größer werdende Sammlung in der Mitte. Sie können jetzt ganz aufmerksam und wach sein und sich doch getragen fühlen (Dehnungs- und Streckreflex). Spüren Sie die Ruhe, die Kraft ohne Anstrengung und die potentielle Reaktionsbereitschaft.

In der Ruhe liegt die Kraft.

Volksweisheit

Wenn Sie ein gutes Gefühl für die Mitte haben, können Sie die Aufmerksamkeit in den Körper richten und darüber hinaus. Nehmen Sie ihn wahr, wie er sich heute anfühlt. Nun sind Sie vom unbewussten Stehen im Alltag über das »Bewegte Stehen« wieder am Ausgangspunkt angelangt, beim achtsamen Spüren des Körpers, und doch ist alles anders. Sie müssen nichts mehr tun (aktiver Haltungsaufbau), und doch wird alles getan.

Intensive Übung führt auf der Basis der gemachten Erfahrung und wachsenden Fähigkeiten dazu, dass die Kontrollfunktion durch das Bewusstsein abnimmt. Das Bewusstsein hat wieder Kapazität frei für andere Dinge. Im Zen würde man sagen: Tun durch Nichttun. Wir kennen diesen Zustand vom Autofahren. Am Anfang sind wir völlig überfordert, wissen nicht, was wir zuerst tun sollen und worauf wir achten sollen. Nach Jahren der Praxis fahren wir Auto, hören Musik und unterhalten uns angeregt. Fahren, ja klar, das tun wir auch, aber nur noch nebenbei.

Das »Sitzen und Stehen in Ruhe« ist die Basis für viele Formen der Übung. Sie wurde zu allen Zeiten von den unterschiedlichsten Traditionen und Kulturen praktiziert. Sie ist ein Weg zu großer innerer Kraft, die über die rein körperliche Kraft hinausgeht. Intensives Üben führt zu einem kraftvollen Sitzen und Stehen ohne Anstrengung. Die langsam wachsende Fähigkeit, erworbene innere Anspannung (psychisch und physisch) loszulassen, spart und sammelt Energie und führt dadurch zu einem Anwachsen der Kraft (psychisch und physisch).

Der muskulären Kraftentfaltung sind dabei Grenzen gesetzt, der Entwicklung der inneren Kraft (geistig-seelisch) dagegen nicht. Die Grenzen der geistig-seelischen Kräfte lassen sich in einer einzigen Lebensspanne nicht ausloten. In der Traditionellen Chinesischen Medizin wird dieser Aspekt der Kraft auch Shen, der »Herzgeist«, genannt. In der Umgangssprache wird uns der Zusammenhang von Körperspannung und Psyche mit dem Begriff der »geistigen Spannkraft« verdeutlicht.

Für das praktische Üben ist das Stehen oder Sitzen in Ruhe sehr wichtig. Man nennt es oft die »Ernte heimbringen«, da in einer Phase des ruhigen Nachspürens sich Herzschlag und Kreislauf wieder stabilisieren können und die allgemeine Muskelspannung sinkt. Nachspüren intensiviert den Trainingseffekt. Der Körper hat Zeit, auf einen Trainingsreiz angemessen zu reagieren. *Regeneration ist die Verarbeitung und Umsetzung des Trainings.*

Die Ruhe hat ihre Gesetze,
die Bewegung hat ihre Regeln,
einfach sind die Haltungen,
doch tiefgründig die ihnen zu Grunde liegenden Prinzipien.

Chinesische Weisheit

3 »Kraft ohne Anstrengung« im Alltag

Haben Sie das Lesen und das Experimentieren mit den einzelnen Übungen genossen? Welche Übung hat Ihnen besonders gut getan, welche war für Sie schwierig umzusetzen? Hatten Sie beim Lesen ein paar »Aha«-Erlebnisse, und konnten Sie schon ein Gefühl für die **Kraft ohne Anstrengung** entwickeln? Ein Buch ist eine gute Chance, einmal aus dem Alltag abzutauchen und sich zurückzuziehen. So entsteht Raum, um sich etwas Gutes zu tun, aber auch, um sich grundlegenden Fragen wie der nach der »Kraft ohne Anstrengung« zu stellen und das eigene Handeln neu zu überdenken. Erst wenn wir uns aus dem Tagesgeschehen zurückziehen, können wir neue Ideen und Strategien entwickeln.

Wer innehalten kann, der hält das Innere.

Laotse

Doch irgendwann ist es dann so weit, wir haben uns wieder dem Alltag zu stellen. Und der fordert uns oft ganz schön. Tag für Tag müssen wir unsere/n Frau/Mann »stehen«. Im Alltag heißt es zupacken, ohne lange zu fragen und zu überlegen. Wir müssen ziehen, schieben, tragen und vieles mehr, oft auch unter widrigen Bedingungen. Unserem Körper und uns wird dabei ständig alles abverlangt.

Im Alltag wird sich zeigen, was die Idee der **Kraft ohne Anstrengung** wert ist. Ist sie flexibel genug, um sich auch unter widrigen Umständen zu bewähren?

Lassen Sie es auf einen Versuch ankommen! Der vertraute Arbeitsplatz und das heimische Umfeld sind ein optimaler Platz, um etwas über die menschliche Bewegungskoordination zu erspüren, erfahren und einzuüben. Er ist gerade auch für »Trainingsmuffel« ideal!

Boden unter die Füße bekommen

Die Füße fest verwurzelt, den Kopf in den Wolken.

Qigong-Prinzip

Vergleichen Sie doch einmal das Hineintauchen in den Alltag mit dem Sprung von einem 10-Meter-Brett im Schwimmbad. Bei einem guten Springer können Sie beobachten, worauf es bei einem gelungenen Sprung ankommt. Er geht gesammelt und konzentriert nach vorn, lässt sich Zeit, um einen guten und sicheren Stand aufzubauen, hält noch einmal einen Moment inne, gibt dann etwas in den Knien nach, um die elastische Kraft aufzubauen, und springt.

Auch wenn wir nicht jeden Tag von einem 10-Meter-Brett springen müssen, ist es für uns genauso wichtig wie für einen Turmspringer, auf das, was wir tun, vorbereitet zu sein. Wir agieren und reagieren am leichtesten aus der Dehnspannung im Sitzen oder Stehen heraus. Mit etwas Übung reicht ein kurzer Moment aus, um uns der Dehnspannung unseres Körpers zu versichern oder sie neu aufzubauen.

Wenn Sie kurz innehalten, Ihren Körper und den Boden unter Ihren Füßen spüren, können Sie sich jederzeit durch ein bewusstes Nachgeben »in die Wolken setzen« (siehe Seite 75 f.) und auf das Kommende vorbereiten. Der Moment des Nachgebens kann für Sie zu einem Augenblick der Stille und des Kraftschöpfens werden. Erinnern Sie sich in diesen Sekunden nicht nur an die Technik, die Beckenstellung, die Haltung usw., sondern vor allem an die positiven Empfindungen, die Sie jetzt mit dem Verlängern des unteren Rückens und der Aufrichtung der Halswirbelsäule verbinden.

Wenn das nächste Mal das Telefon klingelt, hetzen Sie nicht gleich zum Hörer, sondern nehmen Sie sich die Zeit, auszuatmen, um sich Ihres Körpers und des Bodens unter Ihren Füßen bewusst zu werden. Nutzen Sie diesen Moment, um sich zu entspannen und um die elastische Kraft aufzubauen, bevor Sie den Hörer abnehmen. Es gibt jeden Tag unzählige Momente, an dem Sie sich dieses kurze Innehalten gönnen können: die rote Ampel an der Kreuzung, die Schlange im Supermarkt oder das Warten an der U-Bahn. Sie werden sehen, dass Ihr Tag Sie dann weit weniger anstrengen wird und Sie nicht mehr so ausgelaugt nach Hause kommen.

Schaffen Sie sich in Ihrem Alltag Gedächtnisstützen für das Üben der **Kraft ohne Anstrengung**. Verankern Sie neue Gewohnheiten, indem Sie sie mit alltäglichen Handlungen verknüpfen. Gewöhnen Sie sich zum Beispiel an, bewusst die Dehnspannung (siehe Seite 75 ff.) aufzubauen, bevor Sie sich die Zähne putzen. So haben Sie morgens und abends schon einmal das Loslassen im Rücken geübt. Sie werden selbst noch viele andere Gelegenheiten entdecken. Irgendwann sind Ihnen die neuen Verhaltensweisen so in Fleisch und Blut übergegangen, dass Sie dabei nicht mehr überlegen müssen. Dann wird Ihnen die »Kraft ohne Anstrengung« zur zweiten Natur geworden sein.

Manchmal fühlen wir uns im Alltag so, als würden wir an der Kante des besagten 10-Meter-Bretts stehen. Oft wissen wir nicht, wie wir alle anstehenden Schwierigkeiten bewältigen sollen. Doch wenn wir unseren Körper spüren und den festen Boden unter unseren Füßen wahrnehmen, kann uns das helfen, alle »Sinne« beisammen zu halten und das im Augenblick Nötige zu erkennen und zu tun.

Immer wieder ausbalancieren

Das Innehalten schafft die Möglichkeit, stets aufs Neue unser inneres Gleichgewicht zu finden. Ohne ein gutes Gleichgewicht und die innere Bereitschaft gibt es keine mühelose Kraftentfaltung. Probieren Sie es doch einfach einmal aus:

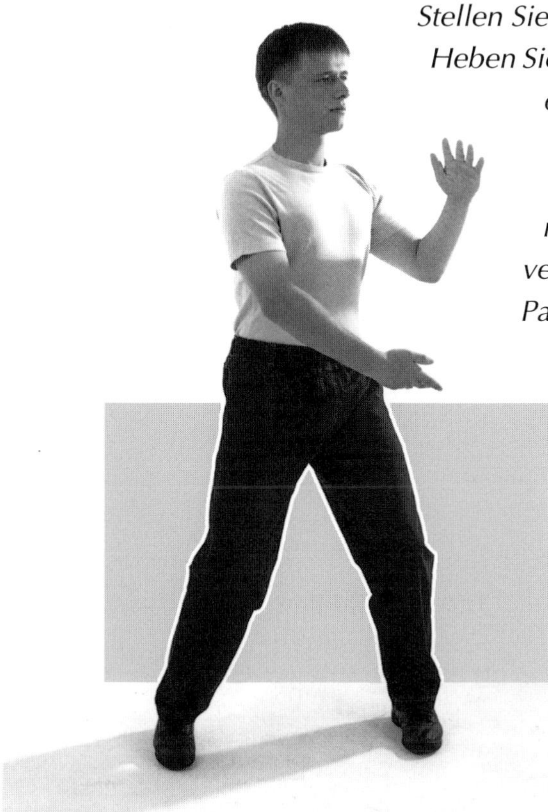

Stellen Sie sich in einen stabilen Stand. Heben Sie die rechte Handfläche nach oben, und legen Sie die Finger aneinander. Lassen Sie nun von vorn einen Übungspartner das Handgelenk greifen und versuchen, Sie wegzuschieben. Der Partner sollte bei dieser Übung nicht nach oben, sondern eher nach unten drücken. Denken Sie sich währenddessen stark und stabil. Wie viel Kraft können Sie kompensieren? Wie stark müssen Sie sich anstrengen?

Stellen Sie sich nun vor, Sie müssten ein instabiles Tablett balancieren. (Natürlich können Sie auch tatsächlich ein Tablett zur Hand nehmen.) Wenn wir ein Tablett balancieren, stellen wir die Hand weit, das heißt, wir spreizen die Finger und strecken sie in die Länge. Den Daumen winkeln wir leicht an. Denken Sie sich nun über die Finger in die Länge, so als würden Sie Riesenhände bekommen, damit das Tablett nicht herunterrutscht. Den Daumen denken Sie in Richtung Schulter, um den Gegenzug zu aktivieren. Denken Sie nicht nur die Fingergelenke, sondern auch die Hand-, Ellbogen- und die Schultergelenke weit. Gehen Sie in das Gefühl des Balancierens, und lassen Sie den Partner noch einmal drücken (siehe Abb. Seite 114).

Sie werden sehen, dass Sie die Kraft ganz einfach ableiten können, ohne sich dabei besonders anzustrengen. Wenn der Partner extrem drückt, können Sie sich durch ein kleines Absenken des Ellbogens noch mehr stabilisieren (Herunterbremsen der Kraft).

Bei all unseren Aktivitäten ist es wichtig, dass wir das Gefühl für unser Gleichgewicht nicht verlieren. Wir sollten keine Bewegung so ausführen, dass es gefährlich wird. Wenn wir beispielsweise ein Boot aufs Wasser schieben, achten wir automatisch darauf, dass wir nicht das Gleichgewicht verlieren und umfallen. Falls wir uns jedoch zu sehr »reinhängen« oder etwas »durchdrücken« wollen, sind wir gefährdet. Trotz aller Bemühungen sollten wir den Kontakt zum Boden, zur Mitte und zum »inneren Lächeln« nie ganz verlieren.

Ihr Gefühl für die Körperbalance können Sie ganz einfach schulen, indem Sie Ihren Gleichgewichtssinn herausfordern. Sie könnten das beispielsweise auf dem Heimweg tun, indem Sie in der S-Bahn bewusst stehen, oder Sie könnten sich natürlich auch Inline-Skates zulegen.

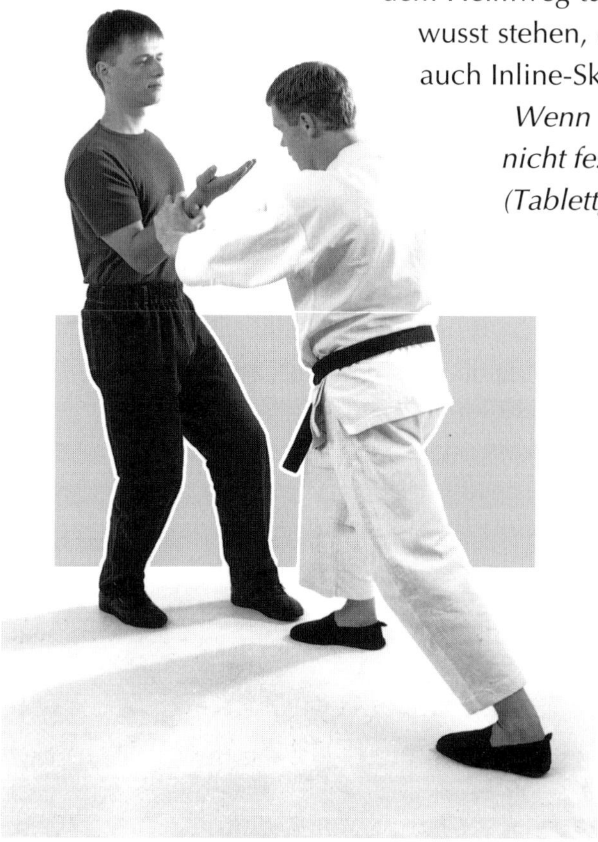

Wenn Sie etwas tragen, halten Sie es nicht fest, sondern »balancieren« Sie es (Tablettgefühl). Achten Sie das nächste Mal, wenn Sie etwas trinken, darauf, wie Sie das Glas oder die Tasse halten. Wenn Sie eine Kaffeetasse balancieren, trägt ihr Gewicht zur Stabilisierung des Armes bei und er wird ganz leicht.

Der »richtige« Griff

Wenn wir uns formell begrüßen, reichen wir uns die Hände. Ein Händedruck gibt uns einen starken ersten Eindruck von unserem Gegenüber. Jeder Mensch hat seine eigene, ganz persönliche Art zu greifen, Kontakt aufzunehmen und Kraft aufzubauen. Manchmal fühlt es sich für uns so an, als wären wir in einen Schraubstock geraten, ein anderes Mal werden wir von einem saft- und kraftlosen Händedruck überrascht.

Wie Sie greifen, hat sehr viel mit der späteren Kraftentfaltung, der Aufrechterhaltung des Gleichgewichts und mit Ihrer Befindlichkeit zu tun. Es macht einen Unterschied, ob Sie sofort den ganzen Arm anspannen oder ob Sie tastend und vorsichtig greifen. Probieren Sie die unterschiedlichen Arten zu greifen einmal zusammen mit einem Übungspartner aus.

Probieren Sie zunächst einen kraftlosen Händedruck. Sobald Sie den anderen greifen, entspannen Sie Ihre Hand. Wie fühlt es sich an, wenn der Partner in diesem Moment fest zudrückt oder mit der Hand hin und her schlenkert, so als wolle er Sie abschütteln?

Als Nächstes können Sie fest zupacken. Halten Sie ganz fest und beobachten Sie, wie sehr Sie sich nun anstrengen. Wie leicht fällt es Ihnen jetzt, das Schlenkern des Partners zu kompensieren? Ist es schwer, die Spannung aufrechtzuerhalten?

Nehmen Sie nun sehr behutsam, aber deutlich Kontakt auf. Spüren Sie die Hand des anderen und greifen Sie sie so, dass Sie sich der Gegenlagerung von Daumen und den restlichen Fingern bewusst werden (Verwindung). Machen Sie sich mit kleinen Bewegungen der Finger die Kraft und Greiffertigkeit Ihrer Hand bewusst. Spüren Sie die Verbindung von Hand und Schultern?

Sobald Sie die Verbindung spüren, entspannen Sie die Schultern, so gut es geht, ohne den Händedruck zu lockern. Wie fühlt sich der Händedruck jetzt an? Wie leicht können Sie jetzt ein Schlenkern kompensieren? Können Sie jetzt die Kraft mühelos aufrechterhalten?

Erst hat man *Sie* in den Griff genommen, dann haben Sie den *anderen* in den Griff genommen, und erst die dritte Variante konnte eine wirkliche Verbindung *zwischen Ihnen* schaffen. Wenn Sie vollkommen locker sind, sind Sie ausgeliefert – wenn Sie sich stark anspannen, können Sie nur sich selbst spüren und werden steif und unbeweglich. Erst das Spüren der anderen Hand und das bewusste Greifen über den Gegenzug ermöglicht es Ihnen, mühelos und kraftvoll zu greifen und der Hand des anderen überallhin zu folgen.

In der letzten Übung nutzen Sie die Hand des anderen, um sich »einzuspreizen« und die Kraft über die Dehnung und die Verwindung aufzubauen. So gelingt es Ihnen, die gesamte Muskulatur der Arme und des Schultergürtels in die Bewegung zu integrieren und die Gelenke weit zu stellen. Ihre Bewegungskoordination bezieht sich dabei auf den anderen und kann sensibel auf Veränderungen reagieren.

Wenn uns jemand auf diese Weise anfasst, fühlen wir uns gehalten und doch nicht bedrängt. Und wenn wir auf diese Weise jemanden stützen, kann dieser sich sicher und geborgen fühlen. Ein Gefühl für Ihre Hände können Sie sehr gut über Massagen entwickeln. Den Körper eines anderen zu erspüren, durchzukneten und zu massieren schenkt dem anderen Wohlgefühl und Ihnen die Möglichkeit, sich der Abhängigkeit von Kraft und sensibler Wahrnehmung bewusst zu werden. Nehmen Sie sich kleine Babys zum Vorbild: Ein Baby packt Ihren Finger mit einer erstaunlichen Kraft und kann Ihnen doch überallhin folgen, wenn Sie Ihre Hand locker hin und her schwingen lassen.

Haben Sie alles im Griff oder hat der Alltag Sie im Griff? Am Beispiel des Greifens können Sie sehen, dass beides nicht sehr erstrebenswert ist. Sich allem auszuliefern verletzt, und alles im Griff zu haben, ist unmöglich – auch wenn man sich noch so sehr anstrengt. Wenn Sie in Ihrem Alltag der Aktivität Ihrer Hände mehr Aufmerksamkeit schenken, werden Sie viele Signale erhalten, die Ihnen helfen, manches ganz anders anzupacken.

Heben durch Dehnen

Wenn wir uns unserer Verbindung zum Boden und der Greiffertigkeit unserer Hände gewiss sind, können wir uns in die vielfältigsten Aktivitäten des Alltags stürzen. An einigen typischen Beispielen aus dem täglichen Leben möchte ich Ihnen die Verbindung zwischen dem, was Sie im Sitzen und Stehen geübt haben, und grundlegenden körperlichen Aktivitäten wie Heben, Ziehen oder Schieben aufzeigen. Ein immer wieder gern benutztes Beispiel für das Heben ist der Transport eines Getränkekastens. Holen Sie sich doch bitte einen Kasten von Ihrem Lieblingsgetränk. Sie brauchen ihn für die nächsten Übungen.

Das Heben eines Getränkekastens zieht man immer wieder gern als Beispiel für die (negativ) wirkenden Kräfte auf die Bandscheiben heran. Normalerweise wird dann in der Folge auf den Aufbau und die Funktion der Wirbelsäule und auf besonders gefährdete Punkte und schädliche Einflüsse hingewiesen. Häufig betont man dabei, wie wichtig es sei, mit geradem Rücken in die Knie zu gehen und mit geradem Rücken aus den Knien heraus zu heben.

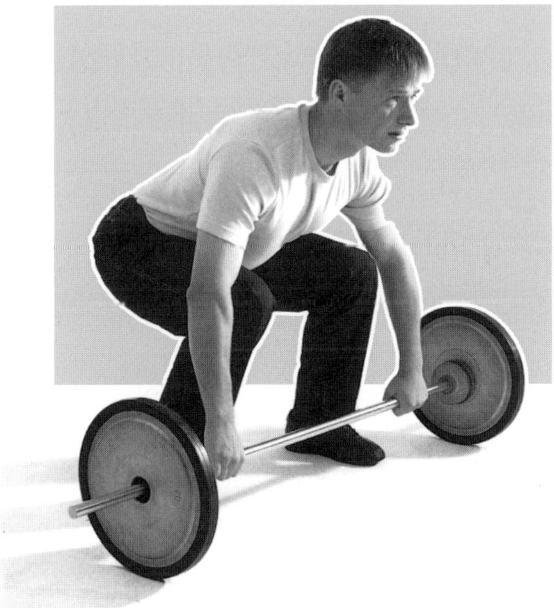

Probieren Sie diese Variante einmal aus, aber vorsichtig! Gehen Sie in die Knie, halten Sie dabei den Rücken gerade, und heben Sie den Kasten mit geradem Rücken. Wiederholen Sie diese Übung ein paarmal.

Formal ist diese Art zu heben in Ordnung, aber sie fühlt sich nicht besonders gut an, oder? Stellen Sie sich vor, Sie müssten so 100 Kästen hintereinander heben ... Aber: Haben Sie schon einmal einen Gewichtheber genau beobachtet? Wenn er ein schweres Gewicht heben muss, geht er in eine schulterbreite, parallele Grundposition, sucht sich einen stabilen Stand, geht in die Knie und lässt sich dann viel Zeit, um einen guten Griff anzusetzen und den ganzen Körper einzuspreizen. Dabei nutzt er das Gewicht der Hantel, um seine Muskeln vorzudehnen und aufzuladen und die Gelenke zu weiten. Erst dann bringt er das Gewicht mit einer schnellen und kräftigen Bewegung nach oben.

Doch vergessen Sie zunächst einmal jeden Gedanken an das Heben, und nutzen Sie den Getränkekasten, um sich etwas Gutes zu tun. Stellen Sie sich schulterbreit vor den Kasten. Spüren Sie den Boden unter Ihren Füßen, und gehen Sie dann in die Knie (in die Wolke setzen). Greifen Sie mit Ihren Händen die Tragegriffe. Lassen Sie sich Zeit, um einen guten Griff aufzubauen.

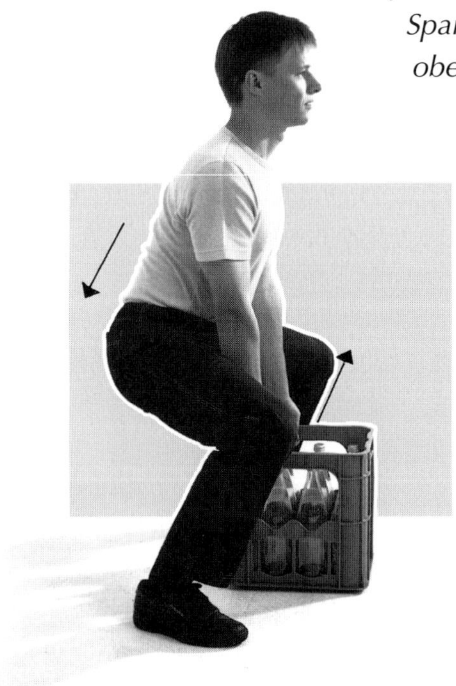

Spielen Sie nun mit dem Gewicht des Kastens: Spannen Sie sich gegen das Gewicht nach oben, und lassen Sie dabei bewusst den unteren Rücken lang werden (nachgeben, passive Muskelarbeit), und aktivieren Sie die Arm- und Beinspiralen. Erzeugen Sie nur so viel elastische Kraft, dass der Kasten sich gerade nicht vom Boden löst. Spüren Sie den Zug und die Kraft in den Beinen, im Rücken und in den Armen. Lassen Sie die Spannung immer wieder zu- und abnehmen. Diese Übung ist sehr wirkungsvoll, um Verspannungen im unteren Rücken zu lösen.

Wenn Sie sich mit diesem Bewegungsablauf vertraut gemacht haben, können Sie zum Heben übergehen: Wenn Sie das nächste Mal die Spannung aufbauen, spannen Sie sich so lange gegen das Gewicht, bis der Kasten sich vom Boden hebt, dann richten Sie sich auf (zum Himmel wachsen) und lassen die Arme zum Körper schwingen. Bei der Armbewegung ist es wichtig, dass Sie um die Schultergelenke schwingen (Kugelgelenk), das heißt, dass die Ellbogen nach hinten pendeln. Achten Sie auch auf die Ausgleichsbewegung (Nachgeben) der Handgelenke, die ganz natürlich geschieht, wenn Sie den Kasten nicht krampfhaft festhalten.

Das Heranschwingen der Arme hilft, den Kasten möglichst schnell nahe an den Körper heranzubringen. Um ihn mühelos in dieser Position zu halten, ist es nötig, die Arme erneut unter Zug zu bringen. Das geht immer dann gut, wenn Sie so tun, als wollten Sie die Schwingbewegung der Arme weiterführen. Gegen den Widerstand des Bauches weiten Sie so nochmals Schulter-, Ellbogen- und Handgelenke. Sobald Sie die Dehnspannung wieder spüren, können Sie bewusst locker lassen und dann den Kasten viel leichter halten (balancieren).

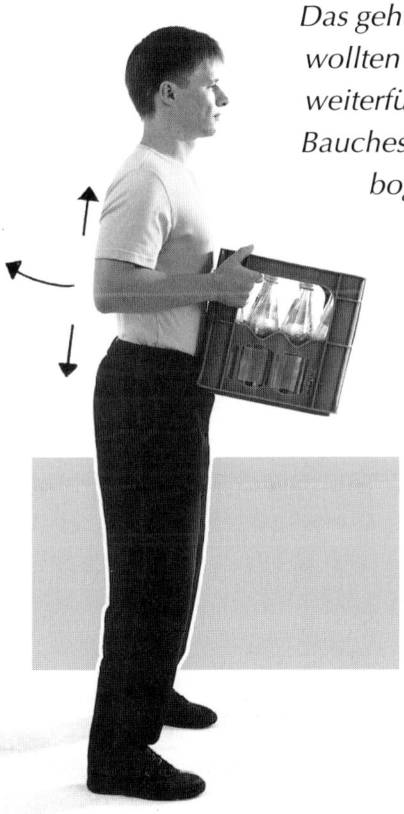

Diese Bewegung können Sie auch anwenden, wenn Sie schwere Einkaufstaschen tragen müssen. Heben Sie die Taschen aus der Dehnspannung heraus. Lassen Sie die Arme nach hinten schwingen, und heben Sie die Taschen etwas höher als nötig, lassen Sie dann bewusst locker und geben Sie dem Gewicht er-

neut ein wenig nach (Dehnspannung). Nun müssen Sie nicht ständig gegen die Tasche arbeiten, sondern nützen deren Gewicht, um Arme und Schultergürtel zu stabilisieren.

Es macht einen wesentlichen Unterschied, wie Sie den Rücken aufrichten! *Richten Sie für eine effektive und mühelose Kraftentfaltung Ihre Aufmerksamkeit weniger auf den Rücken selbst als auf den zu bewegenden Gegenstand und den Prozess des Spannens und Lösens.*

Versuchen Sie auch, die Atemspannung in das Heben zu integrieren. Das gelingt ganz leicht, wenn Sie das Spannen und Lösen mit einem *Hauruck!* begleiten. Es würde mich nicht wundern, wenn Sie durch diese Übung Durst bekommen hätten. Bedienen Sie sich doch gleich aus dem Getränkekasten, und lassen Sie die Übung in Ruhe ausklingen. Zum Wohl!

Hau ... ruck!

In der Umgangssprache ist das Wissen um die mühelose Kraftentfaltung verwurzelt. Redewendungen wie »Hau ... ruck« oder »Zu ... gleich« beschreiben die Wirkungsweise und Rhythmik der menschlichen Kraftentfaltung sehr gut. Sie werden traditionell bei der Arbeit eingesetzt, um die Kräfte mehrerer Menschen zu bündeln.

Die Phase des Spannens (Hau ...) beim Ziehen und Schieben überwindet den Widerstand (Gewicht + Trägheit) und bringt die Masse in Bewegung. Die Phase des Lösens (... ruck) nutzt die durch die passive Muskelarbeit (Vordehnung) gespeicherte Muskelaktionsenergie, um die Masse durch aktive Muskelarbeit zu beschleunigen. Mit ansteigendem Widerstand steigt die Kraftentfaltung. Gleichzeitig sinkt die Bewegungsschnelligkeit. Ein Kugelstoßer beispielsweise setzt mehr Kraft frei als ein Handballspieler und kann die schwere Kugel doch längst nicht so beschleunigen wie der Handballer seinen Ball.

Ist der Widerstand so groß, dass die Masse durch das Spannen nicht in Bewegung gebracht werden kann, sind alle Bemühungen zwecklos. *Wenn es nicht leicht geht (durch Spannen beim Sinken oder Wachsen), geht es gar nicht.*

Spannen Sie sich gegen eine Wand, so als ob Sie sie wegschieben wollten, und lösen Sie dann aktiv die sich entwickelnde Kraft. Da Ihre Spannkraft nicht ausreicht, um eine Wand zu bewegen, ist der einzige Effekt Ihrer Bemühung, dass Sie sich von der Wand abstoßen. Das Gleiche gilt, wenn Sie versuchen, einen Eisenpfosten aus der Verankerung zu ziehen. Wenn Sie sich aktiv bemühen, ziehen Sie sich an den Pfosten heran.

Wichtige Aspekte für eine optimale Kraftentfaltung im Überblick:

- Je schneller ein Muskel sich verkürzt, umso mehr nimmt seine Fähigkeit ab, Kraft zu entfalten (einen schweren Gegenstand kann man nur langsam bewegen).
- Kraft und Schnelligkeit bedingen sich.
- Wenn es nicht leicht geht (ohne Anstrengung), geht es gar nicht.
- Das wechselnde Spiel von Spannen und Lösen, aktiver und passiver Muskelarbeit, subjektiver Entspannung und objektiver Kraftentfaltung ist das Grundspiel müheloser Kraftentfaltung.
- Voraussetzung ist das exakte Bewegungstiming von Rumpf und Gliedern.
- Eine kleine Bewegung des Rumpfes ermöglicht eine große Bewegung der Extremitäten.

Ziehen durch Weiten

Das Ziehen ist eine Variation des Hebens und ihm sehr ähnlich. Am besten können Sie das Ziehen zu zweit üben. Stellen Sie sich dazu in einem schulterbreiten parallelen Stand Ihrem Übungspartner gegenüber (bei Übung ohne Partner wahlweise vor einer Sprossenwand oder Ähnlichem). Ihr Partner faltet nun die Hände und bildet einen möglichst stabilen Keil vor der Körpermitte. Ihre Aufgabe ist es nun, ihn aus dem Gleichgewicht zu ziehen. Der Partner muss sich bei dieser Übung ganz steif machen, damit Sie ihn gut bewegen können. Probieren Sie diese Übung ein paarmal aus, und beobachten Sie Ihre Bemühungen in Bezug auf Kraftentfaltung und subjektiver Anstrengung.

Bei der zweiten Variante vergessen Sie erst einmal jede Intention zum Ziehen, und erinnern Sie sich an das angenehme Gefühl des Loslassens im unteren Rücken beim »Sich-in-die-Wolken-Setzen«. Anfänglich haben Sie sich dafür an einem Haltegriff abgestützt, um das Loslassen besser spüren zu können und um den Rücken zu entlasten. Nutzen Sie nun den Widerstand des Partners und das Bewegungsgefühl des Sinkens, um alle Gelenke nicht nur sanft auseinander zu ziehen (Gelenkspiel), sondern auch, um die Muskulatur aufzuladen. Üben Sie so lange, bis Sie Ihren Partner mit einem Loslassen und Dehnen aus dem stabilen Stand ziehen können.

Die Arme sind beim Ziehen gebeugt, und die Ellbogen schwingen in der Bewegung nach unten und hinten außen. Achten Sie darauf, dass dabei die Verlängerung der Wirbelsäule die Armbewegung einleitet (Wellenprinzip). Nur so wird über die Mitte (Gleichgewicht, Stabilität) die Aktion der Arme verstärkt.

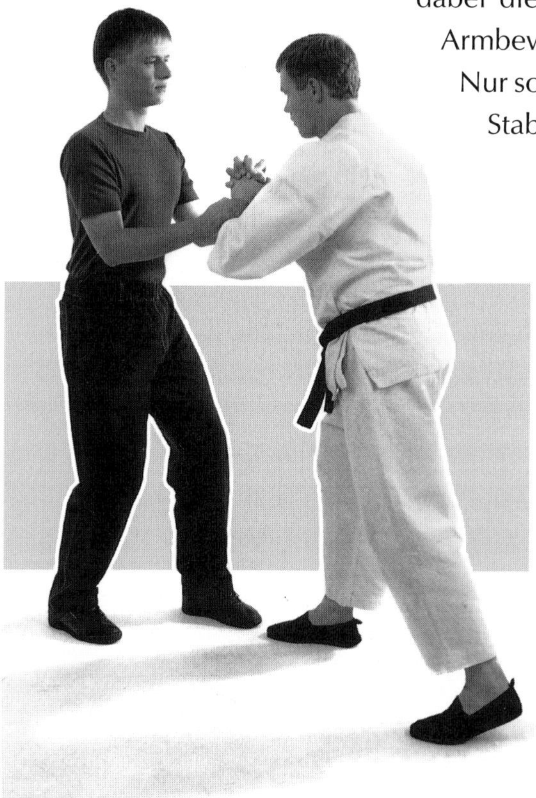

Schieben durch Verdichten

Das Schieben üben Sie am besten in derselben Übungsanordnung wie zuvor das Ziehen. Ihre Aufgabe ist es nun, Ihren Übungspartner wegzuschieben. Spüren Sie zunächst den Boden unter den Füßen und über die Hände die Stabilität des Partners, und bauen Sie durch ein Lösen und bewusstes Kontaktaufnehmen die Dehnspannung auf.

Nutzen Sie nun den Widerstand des Partners, um durch eine Bewegung nach vorn die Gelenke zu komprimieren und die Muskeln so lange aufzuladen, bis der Partner weggeschoben wird. Dabei orientieren sich die Beine und der untere Rücken nach vorn und unten und die Arme, Brust- und Halswirbelsäule nach vorn und oben. Auf diese Weise spannen Sie sich zwischen den beiden Polen der Bewegung. Richten Sie die Spannung über die Handwurzeln nach oben. Üben Sie so lange, bis Sie wahrnehmen können, wie sich von unten nach oben jedes Gelenk komprimiert und die gesamte Muskelkette eine immer größer werdende Spannung erzeugt.

Je besser Sie lernen, die Gelenke zu schließen und die Kraft entlang der Knochen zu übertragen, desto weniger werden Sie sich anstrengen müssen. Beim Schieben können Sie lernen, über die Knochen zu spüren und die Kraft entlang der Knochen zu senden. In der Eutonie spricht man in diesem Zusammenhang vom »Knochenbewusstsein«.

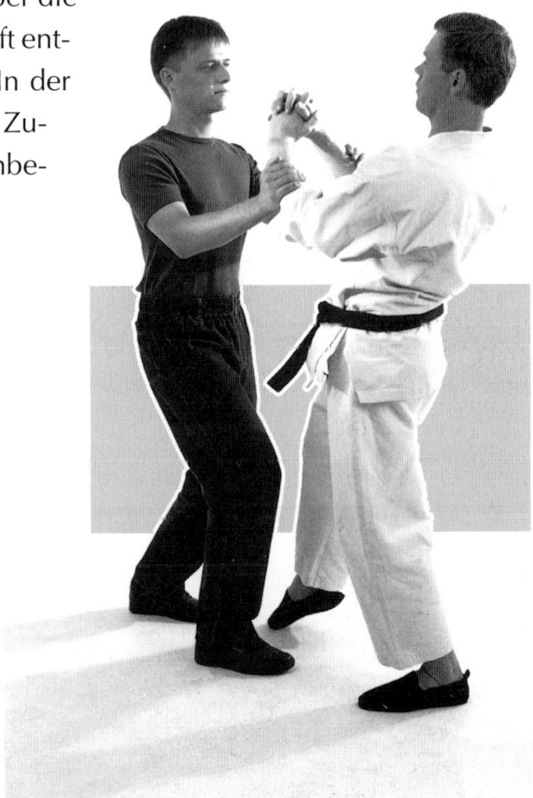

Das Komprimieren der Gelenke zu erlernen ist viel schwieriger als das Weiten. Beim Ziehen können wir uns richtig »reinhängen«. Beim Schieben müssen wir die Dehnspannung selbst aufbauen und dann durch ein bewusstes Abbremsen der Vorwärtsbewegung die Gelenke aktiv schließen.

Schraubenzieher und Messer

Anhand von typischen Werkzeugen und alltäglichen Arbeitsgeräten lässt sich das Zusammenspiel von körperlicher Bewegung und äußeren Widerständen perfektionieren. So eröffnet sich eine unendliche Fülle von Anwendungs- und Übungsmöglichkeiten für die **Kraft ohne Anstrengung**. Es gibt zwei grundlegende Arten, um Widerstände zu überwinden. Widerstände lassen sich durchdringen oder teilen. Der Schraubenzieher ist ein Beispiel für das Durchdringen, das Messer ein Beispiel für das Teilen. Bei den meisten Bewegungen, wie beim Ziehen und Schieben, werden beide Kräfte – teilende und durchdringende – genutzt.

Widerstände durchdringen

Sie können ja einmal einen Schraubenzieher zur Hand nehmen und eine Schraube in ein Brett hinein- und herausdrehen. Der Schraubenzieher ist ein gutes Übungsgerät, weil er unserer Bewegung Richtung gibt und die Schraube uns zwingt, die Kraft entlang der Bewegungsachse exakt zu übertragen. Mit einem Besenstiel lässt sich das Schraubenzieherprinzip zu zweit sehr schön üben.

Stellen Sie sich beide seitlich einander gegenüber, und greifen Sie mit beiden Händen den Besenstiel. Einer von Ihnen steht fest wie ein Klotz und hält den Stock eng am Körper, so dass er vom anderen bewegt werden kann. Versuchen Sie nun, mit ziehenden und schiebenden Bewegungen (Elastische Kraft, Dehnspannung usw.) den Partner hin und her zu bewegen. Drehen Sie dabei den Stock wie einen Schraubenzieher. Achten Sie dabei darauf, dass Sie jede Bewegung und Krafteinsatz zur Seite hin vermeiden.

Der Partner kann nun den Stock nicht mehr fixieren. Er dreht sich in seinen Händen, oder er ist gezwungen, seinen Körper zu verbiegen. Erspüren Sie den Stock und versuchen Sie, die Kräfte entlang des Stockes exakt zu übertragen.

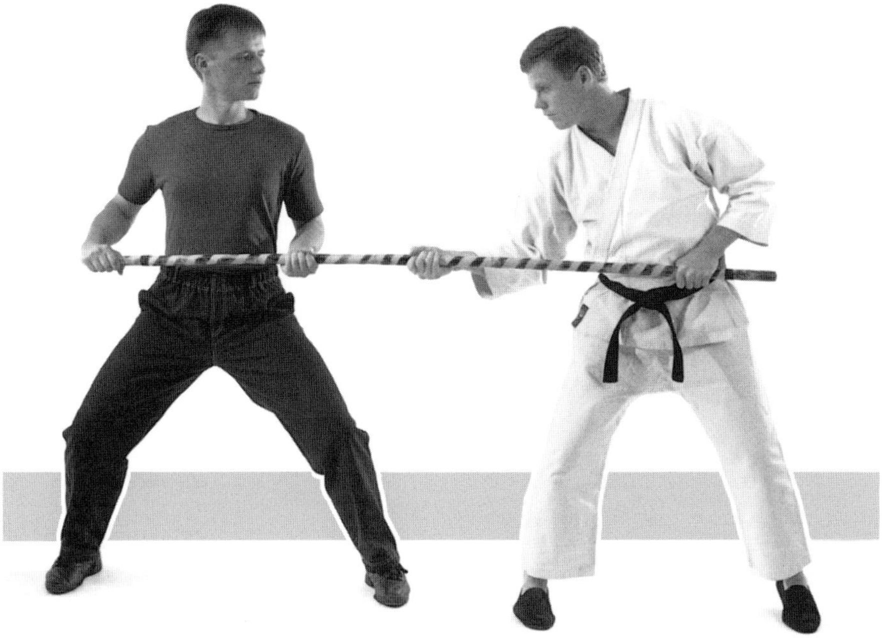

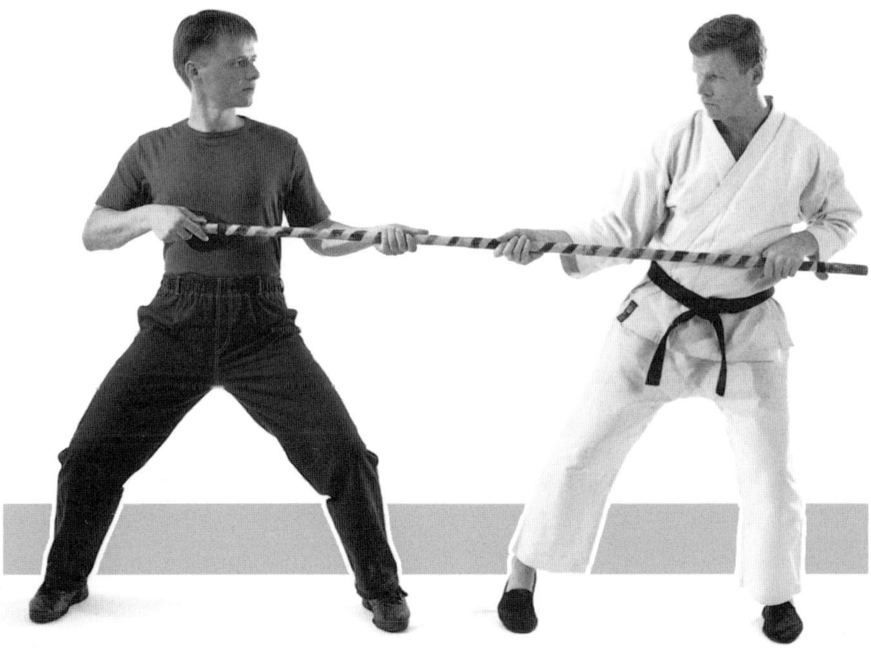

Spüren Sie auch die Gegenkraft und die Gegenbewegung der Schulter. Je genauer Sie die Kräfte entlang des Stockes übertragen, umso leichter und müheloser werden Sie Ihre Kraft umsetzen können.

Das »Schraubenzieherprinzip« erleben Sie im Alltag immer dann, wenn Sie die Kraft auf den Punkt bringen müssen, zum Beispiel, wenn Sie einen Reißnagel in eine Pinnwand drücken oder einen Stecker in die Steckdose stecken. Im Sport drückt es sich im Kugelstoßen aus, in der Kampfkunst durch den Speer oder einen geraden Faustстоß.

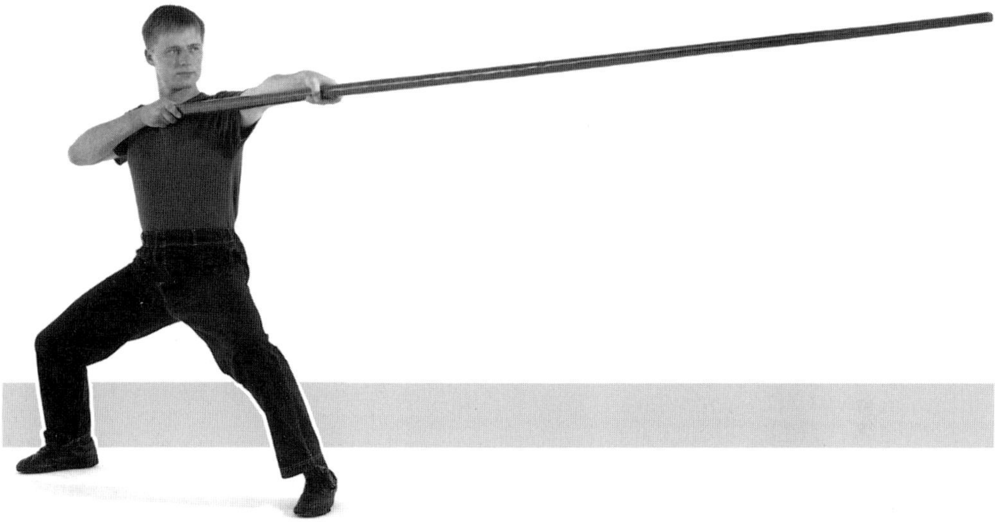

Wing-Chun-Kung-Fu-Langstock

Widerstände teilen

Über ein Messer wird die Kraft ganz anders erzeugt und übertragen. Wenn wir mit einem Messer einen Schnitt ausführen, beschreiben wir einen kreisförmigen Bogen. Wir ziehen den Bogen so, dass der zu schneidende Gegenstand die Bewegung bremst. An dem bremsenden Widerstand laden wir uns auf (Gelenke weit, elastische Kraft). Kräfte teilen heißt, ihnen im rechten Winkel (90 Grad) zu begegnen.

Im Taijiquan vergleicht man das Prinzip des Kräfteteilens mit einem Wagenrad: Ein Rad dreht sich immer weiter und steht doch die ganze Zeit mit der Achse exakt 90 Grad über dem Boden. Wenn das Rad rollt, wirkt sein Gewicht nach unten, aber durch die Kraft, die das Rad nach vorn bewegt, wird die nasse Erde geteilt. Denken Sie nur an das Holzsägen: Sie dürfen nicht drücken, sondern müssen ziehen und stoßen (90 Grad), ansonsten blockiert das Sägeblatt.

Die schneidende Kraftentfaltung lässt sich sehr gut mit einem Partner in der gleichen Versuchsanordnung wie beim Schieben und Ziehen üben.

Versuchen Sie, über ein Händestreifen und einer schwingenden Armbewegung den Partner aus dem Gleichgewicht zu ziehen. Lassen Sie die Hände an den Handgelenken des Partners abstreifen, so als wollten Sie ein Papier glatt streichen. Achten Sie dabei darauf, dass die Verlängerung der Wirbelsäule die Armbewegung einleitet (Wellenprinzip). Nur so wird über die Mitte (Gleichgewicht, Stabilität) die Aktion der Arme verstärkt. Erhöhen Sie nun allmählich den Druck beim Streichen. An einem bestimmten Punkt wird die entstehende Kraft so groß, dass das Gleichgewicht des Partners gestört wird. Am Ende wird sie so groß, dass Sie ihn ganz leicht ziehen können.

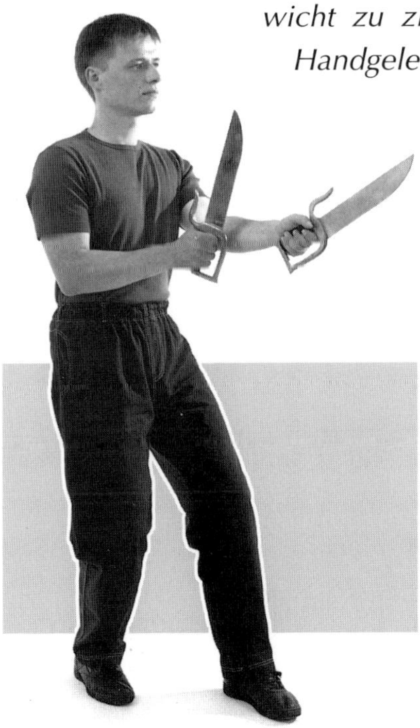

Wing-Chun-Kung-Fu-Doppelmesser

Ein Gefühl für schneidende Bewegungen lässt sich durch so alltägliche Handlungen wie Brot schneiden, sägen, schreiben, Fenster putzen oder dem Streichen einer Wand entwickeln. Im Sport wird dieses Gefühl über den Diskus und den Hammer, in der Kampfkunst über schneidende Waffen (Messer, Schwerter) entwickelt. Diese Tätigkeiten gelingen am besten, wenn sie fließend, rhythmisch und gleichmäßig durchgeführt werden. Es gibt viele verschiedene Arten zu schneiden. Nehmen Sie einmal ein Wiegemesser und ein Brotmesser: Mit beiden können Sie schneiden, und doch sind die Bewegungsmuster unterschiedlich.

In Schwung kommen – Der Hammer

Der Hammer gibt uns ein Gefühl für Schwung und Dynamik. Wenn wir mit dem Hammer Schwung holen, laden wir uns dabei auf, im Zurückschwingen wird die Kraft durch die bremsende Trägheit des Hammers noch erhöht. Wenn wir locker bleiben, können wir das Gewicht des Hammers nutzen, um die Gelenke zu weiten und die Muskeln dadurch noch mehr zu dehnen. Je schwerer der Hammer ist, umso größer wird die Kraft.

Sie können diese Bewegung nachvollziehen, wenn Sie einfach mal in die Hände klatschen. Lassen Sie den rechten Unterarm nach oben schwingen und die rechte Hand in die linke fallen. Wenn Sie den Arm dabei ganz locker lassen, wird das Klatschen entspannt, aber relativ leise sein. Das Klatschen wird erheblich lauter, wenn Sie sich aufladen, indem Sie den Unterarm und die Hand nach oben ziehen und während des Fallens der Hand die Bewegung beschleunigen.

Sie können noch kraftvoller klatschen, wenn Sie bei der Abwärtsbewegung mit der linken Hand am fallenden Arm entlangstreichen (Widerstand, Aufladung) und dann zum Beispiel auf ein Kissen schlagen. Denken Sie dabei an »schnell« und nicht an »stark«.

Lassen Sie sich nicht entmutigen, falls diese Übung nicht gleich klappt. Eine schwungvolle Bewegung fällt vielen Menschen schwer, da sie ein hohes Maß an Lockerheit und Bewegungstiming erfordert. Denken Sie nur daran, wie schwer es ist, einen flachen Stein so über den See zu werfen, dass er mehrmals springt, aber anschließend die Schulter nicht schmerzt.

Es kann nicht oft genug betont werden: Ihr Alltag ist ein ideales Übungsfeld für die **Kraft ohne Anstrengung.** Nehmen Sie sich die Zeit, die »Werkzeuge« Ihres täglichen Lebens einmal ganz bewusst zu untersuchen. Machen Sie es sich im Umgang mit alltäglichen Arbeitshilfen leicht oder schwer? Strengen Sie sich bei deren Handhabung zu sehr an? Nutzen Sie Ihre Gelenke optimal, oder überlasten Sie sie ständig? Wie effektiv können Sie Ihre Kraft umsetzen?

Stellen Sie sich einmal vor, wie es wäre, wenn junge Menschen beim Berufseinstieg über den Gebrauch ihrer Werkzeuge lernen würden, ihren Körper optimal zu koordinieren. Das hieße, das Kind zu retten, bevor es in den Brunnen gefallen ist ... Mit Hilfe der methodischen Möglichkeit des **Power Response Training** lässt sich ohne großen Aufwand an Zeit die Leistungsfähigkeit steigern, frühzeitiger Verschleiß vermeiden und nicht zuletzt der Spaß an der Arbeit vergrößern.

4 Noch mehr Kraft mit noch weniger Anstrengung

Halt dich gerade! Streng dich an! Viele Menschen verbinden Haltung und Bewegung mit Anstrengung. Sobald sie etwas tun, strengen sie sich an. In den ersten drei Kapiteln ging es deshalb darum, den Widerspruch zwischen einer optimalen Kraftentfaltung und dem »Sichanstrengen« darzustellen. Schritt für Schritt konnten Sie anhand des Sitzens und Stehens eine relative Mühelosigkeit als das Wesensmerkmal eines harmonischen und effektiven Zusammenspiels von Knochen, Gelenken, Muskulatur, Atmung und den inneren Vorgängen im Körper kennen lernen. Die vielen Alltagsbeispiele geben Ihnen die Möglichkeit, Ihren Alltag als Übungsfeld zu nutzen, um das Erfahrene zu vertiefen und vielseitig anzuwenden. Erst das bewusste Nichtanstrengen in Verbindung mit einem Gefühl für eine gute Bewegungskoordination ermöglicht es, das eigene Kräftepotential voll auszuschöpfen.

Wir sollen uns also nicht anstrengen. Das lässt sich leicht sagen, ist aber im Alltag fast unmöglich. An vielen Belastungen kommen wir einfach nicht vorbei. Vieles wird uns vorgegeben. Arbeitsprozesse lassen sich nicht beliebig verändern und oft stehen wir zusätzlich unter Zeit- und Erfolgsdruck. Wie belastend empfinden Sie Ihren Alltag? Regen Sie die täglichen Anforderungen auf oder an? Wie reagiert Ihr Körper, wenn Sie die letzten Meter zur Bushaltestelle rennen, um den Bus noch zu erreichen, oder einem Freund beim Umzug helfen? Fällt es Ihnen leicht, schnell mal eben sechs Stockwerke hochzulaufen, weil der

Fahrstuhl kaputt ist, und wie schwer tun Sie sich mit dem Großeinkauf am Wochenende?

Wenn die optimale Ausnutzung unseres Kräftepotentials (ohne Anstrengung) nicht ausreicht, um anstehende Belastungen zu bewältigen, bleibt noch die Möglichkeit, das Kräftepotential zu erhöhen! Kraftpotential und subjektive Anstrengung sind voneinander abhängige Größen. Ein Gewichtheber hat sicherlich keinerlei Probleme, seine Getränkekästen zu stapeln, und ein 10.000-Meter-Läufer könnte dem Bus bis zur nächsten Haltestelle nachlaufen. Überhaupt ist Laufen ein gut nachvollziehbares Beispiel für die Bedeutung des Kräftepotentials. Gehen können Sie lange, ohne sich besonders anstrengen zu müssen. Wenn Sie jedoch schneller werden und in Trab übergehen, erhöht sich bereits die Puls- und die Atemfrequenz ein wenig. Je nach Vermögen können Sie das Tempo immer weiter steigern. Eine Zeit lang wird die Schnelligkeit und die subjektive Anstrengung im gleichen Verhältnis zunehmen. Doch allmählich müssen Sie sich immer mehr anstrengen, um noch ein klein wenig schneller zu werden. Irgendwann werden Sie ermüden und dann selbst unter Aufbietung aller Reserven langsamer werden, obwohl Sie sich noch mehr anstrengen. Unser Kräftepotential bestimmt unsere Leistungsfähigkeit. Je näher wir an unsere Leistungsgrenze gehen, umso mehr müssen wir uns anstrengen.

Erleben Sie nun, wie Sie mit verschiedenen Variationen des Stehens und Sitzens gezielt Ihr Kräftepotential vergrößern können und dadurch weniger oft an die Grenzen Ihrer Belastbarkeit stoßen und dasselbe Arbeitspensum mit deutlich weniger Anstrengung bewältigen.

Gezielt belasten

Viele Menschen fühlen sich durch ihren Alltag überfordert. Sie suchen, wo immer es geht, Entlastung. Eine ganze Industrie lebt davon, uns zu entlasten. Wir sitzen in Bürostühlen, die der Wirbelsäule die Stützfunktion abnehmen und die Muskulatur entspannt (erschlaffen lässt), Gymnastikbälle geben unserer Haltung Elastizität, und Keilkissen erleichtern uns die Aufrichtung. Wie aber soll der entspannte Rumpf die Aktivität der Arme unterstützen? Finden Sie es logisch, dass viele Menschen immer schlechter sitzen, je mehr sie sitzen? Sollte es nicht so sein, dass wir das, was wir immer tun, besonders gut können? Eigentlich müssten wir Sitzprofis sein und in der Lage sein, stundenlang mühelos zu sitzen. Stattdessen plagen viele Menschen hartnäckige Verspannungen und Schmerzen. Darüber hinaus haben sogar immer mehr junge Menschen Haltungsschwächen und erleiden immer früher Bandscheibenvorfälle.

Viele Menschen wenden daher viel Zeit und Geld auf, um mit Ausgleichsgymnastik, Massagen und Krafttraining ihre erschlafften Muskeln wieder aufzubauen und auch die Beweglichkeit der Wirbelsäule wieder zu entwickeln. Das führt meist zu einer deutlichen Besserung der Beschwerden, kann aber auf Dauer die tagtäglichen Versäumnisse nicht befriedigend ausgleichen. Wird das Training abgebrochen, erschlaffen die Muskeln schnell, weil sie im Alltag nicht gefordert werden, und die Beschwerden beginnen erneut. Auf Dauer bleibt nur, die Probleme dort anzugehen, wo sie entstehen – im Alltag.

In den ersten Kapiteln dieses Buches konnten Sie sich von den Sitzprofis der östlichen Tradition alltagstaugliche Möglichkeiten abschauen, mühelos *und* kraftvoll zu sitzen und zu stehen. Erinnern Sie sich an den »Goldenen Faden« (siehe Seite 41 f.) über dem höchsten Punkt am Kopf? An ihn können Sie sich »hinhängen«, um sich bewusst zu entspannen und dadurch innere Kraft und Stabilität aufzubauen.

Vergleichen Sie die Idee des »Goldenen Fadens« mit dem Festhalten an den Halteschlaufen in Bus oder Straßenbahn. Sicherlich würden Sie sich nicht total entspannen und loslassen. Andererseits würde es auch keinen Sinn machen, sich festzukrallen, weil Sie ansonsten bald die Kraft verlassen würde. Wahrscheinlich würden Sie versuchen, sich mit so wenig Aufwand wie möglich gut festzuhalten, damit Sie möglichst lange stabil stehen können.

Im Alltag geht es immer wieder darum, das richtige Maß an Körperspannung, eine Wohlspannung (Eutonie), zu finden. Viele Menschen nehmen das »Nichtanstrengen« zu wörtlich. Wenn uns unser Alltag fordert, können wir uns nicht völlig entspannen. Was ist falsch daran, die Wirbelsäule im Sitzen zu belasten? Es ist ihre natürliche Funktion, das Körpergewicht zu tragen und die

Hände in ihrer Aktivität zu unterstützen. Wird die Wirbelsäule durch die Dehnspannung der Muskulatur und der Atemspannung aufgerichtet und unterstützt, müssen wir keine Angst um unsere Bandscheiben haben.

Mühelosigkeit finden wir nicht in der Entspannung durch Erschlaffung, sondern durch *gezielte Belastung* (elastische Kraft). Lernen Sie durch die folgenden Sitz- und Stehübungen, wie Sie elastisch, beweglich, kraftvoll und ausdauernd werden können.

Wichtiger als alle Übungen ist jedoch, dass Sie sich wieder Sitzgelegenheiten suchen, die eine kraftvolle Aufrichtung für einen aktiven Alltag überhaupt erst ermöglichen. Das gemütliche »Abhängen« in Ihrem Lieblingssessel am Abend werden Sie dann nicht aufgeben müssen, sondern im Gegenteil umso mehr genießen können. Keine Ausgleichsgymnastik und kein Krafttraining kann Ihnen einen vergleichbaren Effekt bieten wie ein kraftvolles Sitzen und Stehen im Alltag.

Mit den eigenen Fähigkeiten spielen

Die Frage ist nun: Wie können Sie Ihr Kräftepotential so vergrößern, dass Sie die normalen Belastungen Ihres Alltags mühelos bewältigen? Zur Beantwortung dieser Frage könnten Sie beispielsweise auf die neue Gymnastikmethode X (Super schnell: schlank – fit – gesund – begehrenswert) oder auf die erst kürzlich wieder ausgegrabene östliche Geheimtechnik Y (Super schnell: erleuchtet – auf Erfolg programmiert – in ständiger Harmonie mit allen Wesen) zurückgreifen. Sie könnten sich aber auch von den Trainingsexperten schlechthin inspirieren lassen – den Kindern, so, wie es zu Anfang dieses Buches schon einmal anklang.

Kinder lieben es, sich herauszufordern und mit ihren Fähigkeiten zu spielen. Sie balancieren auf umgestürzten Bäumen, klettern überall hinauf, springen und hüpfen, gehen seit- und rückwärts, schleichen und rennen, schaukeln und rutschen u.v.a.m. Statt an ihrer Kraft, Beweglichkeit und Ausdauer gezielt zu arbeiten, loten sie lieber ihre Grenzen aus. Oft erschweren sie sich typische Alltagssituationen, um ihren Alltag wieder als anregend und spannend zu erleben. Dadurch erleben sie Freude und Abwechslung, entwickeln ihre Fähigkeiten weiter und steigern ganz nebenbei ihre Kraft, Beweglichkeit und Ausdauer. Kinder nehmen dafür große Anstrengungen auf sich, ohne sie als sonderlich ermüdend und belastend zu empfinden.

Viele der klassischen Trainingsmethoden der östlichen Tradition sind mit dem spielerischen Trainieren der Kinder vergleichbar. Sie entwickelt die unterschiedlichen Aspekte der menschlichen Bewegung auf der Basis derselben alltäglichen Bewegungsmuster. Die unterschiedlichen Zielsetzungen der verschiedenen Stile und Methoden brachte über viele Jahrhunderte eine Vielzahl von Möglichkeiten hervor, das Stehen und das Sitzen den eigenen Bedürfnissen entsprechend zu variieren, um das eigene Potential voll ausschöpfen zu können. Extrem tiefes und breites Stehen entwickelt die muskuläre Kraft, bewusster Krafteinsatz erweitert über das Gegenzugprinzip der Muskulatur das Gelenkspiel, das Ausbalancieren des Stehens auf wackligem Untergrund verfeinert die Koordination und das lange Verharren in einzelnen Positionen verhilft zu Ausdauer und Ökonomie. In den unterschiedlichen Variationen spiegeln sich die unterschiedlichen Anforderungen, die die jeweilige Übungsdisziplin an den Einzelnen stellt. Wenn Sie möchten, können Sie sich anhand der Beispiele aus unterschiedlichen Disziplinen selbst ein Programm zusammenstellen, das Ihren Bedürfnissen und Ihren individuellen Möglichkeiten und Neigungen entgegenkommt.

Sehen Sie die Übungen nicht als reines Training und notwendiges Übel, sondern als Herausforderung und als wohltuende Abwechslung zum Alltäglichen. Entdecken Sie durch einzelne Beispiele Möglichkeiten, wie Sie im Alltag »trainieren« und Ihre Gewohnheiten variieren können. In der Folge werden Sie Ihren Alltag als vielseitiger, vielleicht erst einmal als anstrengender, aber auf jeden Fall als anregender und lebendiger erleben. Genießen Sie die Befriedigung, wenn Sie fühlen, wie schon bald Ihre körperlichen Fähigkeiten wachsen, Ihnen mehr Möglichkeiten zur Verfügung stehen, auf Ungewohntes zu reagieren, und sich Ihre Kreativität bei der Lösung von Problemen spürbar steigern lässt.

Weniger oft an Grenzen stoßen – Dehnfähigkeit erweitern

Sie haben in Kapitel 3 die Dehnfähigkeit der Muskulatur und das Gelenkspiel (weiten – komprimieren) als einen wichtigen Beitrag zur optimalen Kraftentfaltung kennen gelernt. Im Spiel mit der Schwerkraft und Ihrem Eigengewicht konnten Sie Erfahrungen mit der Verbindung von Dehnungsgefühl und subjektiver Entspannung sammeln. Bei den Übungen mit dem Getränkekasten (Seite 118) ließ sich das Dehnungsgefühl durch eine zusätzliche Belastung noch verstärken. Das Ausbalancieren des Tabletts (Seite 113) gab Ihnen ein Gefühl für das Weitstellen der Gelenke.

Wie sind Ihnen die Übungen gelungen? Welche Übungen und Übungsteile fielen Ihnen leicht, welche schwer? Wenn Sie Ihre Bemühungen analysieren, werden Sie Ihre persönlichen Stärken und Schwächen feststellen können. Erfahrungsgemäß gibt es ganz typische Schwachstellen. Viele Menschen haben am Anfang Schwierigkeiten, das Auseinanderziehen der Gelenke und das bewusste Nachlassen der muskulären Aktivität wahrzunehmen. Besonders sind davon die Lendenwirbelsäule (unterer Rücken) und die Halswirbelsäule betroffen. Häufig sind die Fußgelenke steif und die Bewegungskoordination im Schultergelenk bereitet auch einige Mühe. Zusätzlich hat jeder Mensch eine Schokoladenseite, ist Rechts- oder Linkshänder.

Ihre individuellen Schwierigkeiten weisen auf muskuläre Dysbalancen hin, das heißt, manche Muskeln sind verkürzt und verspannt und ihre Gegenspieler überdehnt und erschlafft. Dadurch werden die Gelenke in ihrem Bewegungsradius eingeschränkt und verlieren mit der Zeit ihre Beweglichkeit. In der Folge belastet man sie deshalb oft falsch, und weiteren Gelenkproblemen wird dadurch Vorschub geleistet.

In den in diesem Buch genannten Massagen und Dehnungsübungen mit Partner konnten wir erfahren: Sobald wir die muskuläre Aktivität aufgeben und uns bewegen lassen, wird das muskuläre Ungleichgewicht aufgehoben und die Beweglichkeit der Gelenke ist kein Problem mehr. Alltägliche Bewegungen sind jedoch ohne muskuläre Aktivität nicht denkbar. Unsere Schwachstellen beeinträchtigen uns dabei ganz besonders, da es bei allen Aktivitäten nie auf ein bestimmtes Gelenk oder auf einen bestimmten Muskel ankommt, sondern auf ein harmonisches Zusammenspiel der beteiligten Muskel- und Gelenkkette. Die Kette ist dabei immer nur so stark wie ihr schwächstes Glied.

Bis zu einem gewissen Grad hat unser Körper die Möglichkeit, Schwächen zu kompensieren. Das führt aber zwangsläufig zu einer Verstärkung des Ungleichgewichts. Normalerweise bemerken wir deshalb unsere Schwachstellen erst dann, wenn sie zu schmerzen beginnen. Wenn Sie Ihre Schwachstellen systematisch angehen möchten, ist es hilfreich, die eigene Kraft gezielt zu nutzen, um das Dehnungsgefühl zu verstärken und auf diese Weise auch die »blinden« Stellen zu aktivieren.

Dehnen durch Strecken

Nehmen Sie Ihre rechte Hand vor die Brust, und richten Sie die Fingerspitzen nach oben. Denken Sie sich nun Ihre Hand in alle Richtungen weit. Strecken Sie die Finger und stellen Sie sich vor, dass sie immer länger werden. Den Daumen winkeln Sie leicht an und denken ihn in Richtung Unterarm. Spüren Sie die Kräfte über die Finger nach oben und über den Daumen nach unten.

Halten Sie diese Dehnspannung eine Minute ganz intensiv. Legen Sie beide Hände aneinander – die eine entspannt, die andere weiterhin unter Spannung. Die aktivierte Hand müsste nun deutlich länger sein.

Durch einen gezielten Krafteinsatz in Richtung beider Pole der Bewegungsachse ist es möglich, die Gelenke auseinander zu ziehen und die Gelenkkapseln zu dehnen. Dabei werden immer alle Gelenke einer Gelenkkette in die Dehnung mit einbezogen. Die Dehnung der Hand beispielsweise aktiviert die gesamte Armspirale.

Dehnen und strecken Sie nun den ganzen Arm aus der Grundposition im Stehen (Dehnspannung des Rumpfes) heraus. Legen Sie die Handflächen aneinander, und bilden Sie mit den Armen einen Keil vor dem Körper. Lassen Sie nun den rechten Arm aus der Schulter wachsen. Dabei ist die Bewegung (Zug und Druck) im Schultergelenk wichtig, und nicht die Verschiebung des ganzen Gelenks nach vorn. Am Anfang ist es hilfreich, sich mit dem Rücken an eine Wand zu lehnen, um zu verhindern, dass das Schultergelenk nach vorn wandert. Halten Sie die Dehnung, solange Sie möchten, und wechseln Sie dann die Seite.

Sie können die Dehnung noch verstärken, indem Sie den Arm zusätzlich verschrauben. Richten Sie dazu die Handflächen auf und aktivieren Sie während der Streckung die Rotation im Arm durch Schraubbewegungen nach außen und innen.

Um die Fußspirale zu dehnen, setzen Sie sich auf einen Stuhl und strecken die Füße weit nach vorn. Denken Sie nun das rechte Bein sowohl nach vorne als auch nach hinten (Gelenke weit). Stellen Sie sich vor, dass auch der Fuß weit und lang wird. Halten Sie die Dehnung eine Zeit lang, und wechseln Sie dann die Seite.

(Auch bei den Füßen können Sie die Dehnung verstärken, wenn Sie zusätzlich die Verwindung nach außen und innen aktivieren.)

Die Wirbelsäulendehnung durch Streckung ist nicht einfach, da es nicht ohne weiteres gelingt, jedes einzelne Wirbelgelenk auseinander zu ziehen und dadurch die Bandscheiben zu dehnen. Das liegt an den vielen kleinen Muskeln, die oft nur über ein oder zwei Wirbelgelenke ziehen. Sie zu aktivieren, bedarf es einige Zeit der Übung. Am leichtesten gelingt es aus der Dehnspannung im Sitzen heraus. Spüren Sie die Verbindung nach unten, und strecken Sie sich dann Wirbel für Wirbel nach oben und unten.
Der Dehnungseffekt lässt sich noch erheblich steigern, wenn Sie sich zusätzlich abwechselnd nach rechts und links drehen. Im Wachsen und Dehnen nach oben können Sie mit der Welle nach oben das Bewegungsspiel der Wirbel um

die eigene Achse erproben. Die größte Beweglichkeit zur Seite haben Sie dabei in der Brust und Halswirbelsäule.

Sehen Sie auch diese Drehung als einen Gesamtprozess. Die Achse, die Wirbelsäule sollte durch die Drehung nicht zu irgendeiner Seite verzogen werden. Die wechselseitige Verschraubung der Wirbelsäule nach links und rechts wird von den diagonal angeordneten Muskelschlingen des Rumpfes ermöglicht. Im Gegensatz zu den Armen und Beinen ist die Bewegungsmöglichkeit und das Potential der Kraftentfaltung nach beiden Richtungen gleich.

Die Verschraubungsfähigkeit der Wirbelsäule ist die Grundvoraussetzung für den aufrechten Gang. Sie wird erfahrbar, wenn Sie beim Gehen darauf achten, wie Ihre Arme gegengleich zu den Beinen schwingen.

Sie können diese Übung gut während des Autofahrens üben: Jedes Mal, wenn Sie nach links oder rechts schauen müssen, können Sie sich aus der Dehnspannung heraus drehen. Ihr Nacken wird es Ihnen danken.

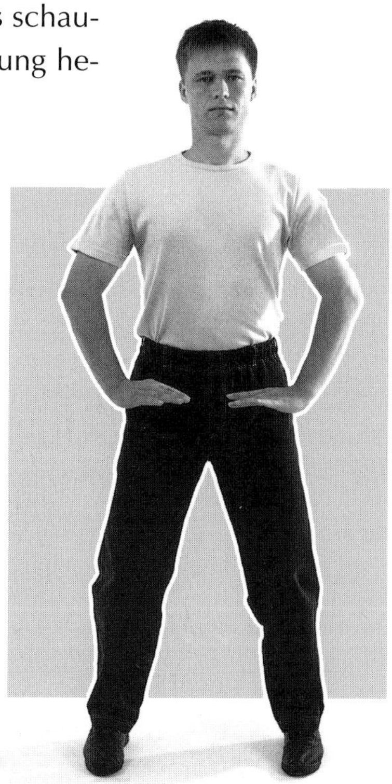

Mit der Kriegerstellung aus der Qigong-Übungsreihe »Ursprung des Lichtes« nach Professor Cong können Sie im Folgenden die Arme, Beine und die Wirbelsäule in eine Gesamtdehnung integrieren.

Stellen Sie sich in die Grundhaltung des Stehens, und drehen Sie die Handflächen nach innen, so dass die Fingerspitzen zueinander und die Handflächen parallel zum Boden zeigen. Aktivieren Sie nun bewusst die Beinspirale (Rotation von innen nach außen), und strecken Sie sich Gelenk für Ge-

lenk (Wirbelsäule) nach oben. Mit der Streckung der Brustwirbel aktivieren Sie die Armspirale (Rotation von innen nach außen ohne Nachgeben der Hände). Vergessen Sie dabei nicht, die Hände weit zu denken und den Daumen anzuziehen.

Halten Sie diese Position eine Weile, und lösen Sie die Spannung behutsam von unten nach oben auf. Entspannen Sie sich dabei völlig. Ein »inneres Lächeln« kann Ihnen dabei helfen. Spüren Sie der Übung und ihrer Wirkung nach. Wiederholen Sie die Übung ein paarmal.

Die folgende Dehnungsübung ist eine der Grundübungen, wie sie in vielen Übungsreihen verwendet wird, und variiert die Kriegerstellung.

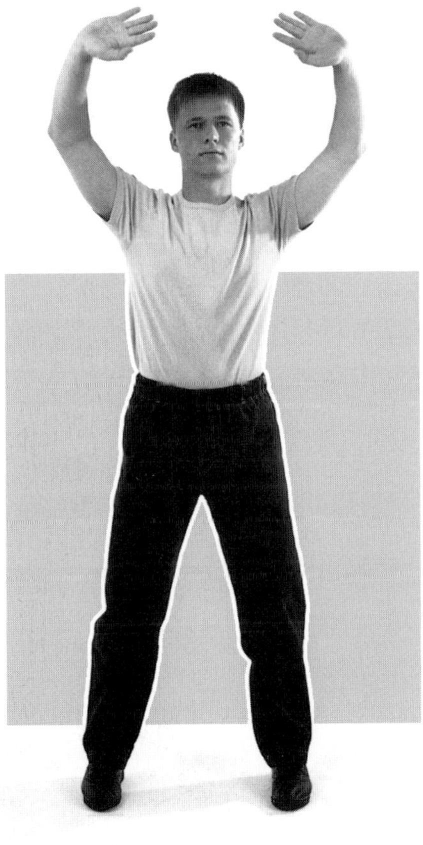

Heben Sie aus der Grundhaltung des Stehens seitlich beide Arme in einem weiten Bogen über den Kopf. Drehen Sie dann die Hände nach vorn und oben. Bauen Sie nun von unten nach oben die Streckung und Dehnung auf, als wollten Sie die Erde und den Himmel stützen.

Wenn Sie die »Kriegerstellung«- und die »Erde und Himmel stützen«-Übungen miteinander kombinieren, erhalten Sie eine weitere typische Dehnungsübung.

Bringen Sie eine Hand nach vorne oben und die andere nach vorne unten und dehnen Sie. Wechseln Sie die Hände, indem Sie mit einer kreisför-

migen Bewegung die eine nach außen unten und die andere nach außen oben führen. Achten Sie insbesondere auf die Verschraubung der Armspirale.

Die wichtigsten Punkte der Dehnung durch Streckung

- Bewusstes Dehnen durch Strecken ist in *jeder* Körperhaltung und Gelenkposition durch gezielten Krafteinsatz möglich. Dadurch lässt sich die Dehnfähigkeit und Flexibilität der Gelenke und der sie bewegenden Muskeln in Winkelstellungen entwickeln, die für eine optimale Kraftentfaltung und eine mühelose Bewegungsweise günstig sind.
- Die Dehnung durch Streckung ist eine besonders sanfte und doch intensive Form der Dehnung. Sie wirkt in die Tiefe, das heißt über Zug- und Druckkräfte der Muskelansätze (Sehnen) auf Knochen und Gelenke.

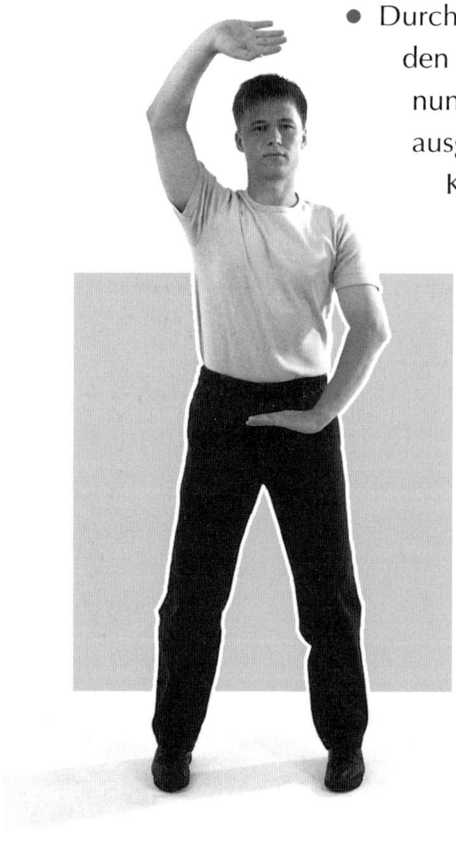

- Durch die Muskelaktivität in Richtung der beiden Pole einer Bewegungsachse wird der Dehnungs- und Streckreflex weitestgehend ausgeschaltet. Durch die Verbindung von Krafteinsatz und Gelenkkapseldehnung ist die Gefahr der Überdehnung einzelner Muskeln minimal.
- Bei der Dehnung einer Gelenkkette muss, um wirklich alle Gelenke optimal dehnen zu können, das Wellenprinzip (von unten nach oben) beachtet werden.
- Durch die Aktivierung der Verwindung wird der Dehnungseffekt noch verstärkt.
- Selbst bei maximaler Dehnung entsteht ein Gefühl der Durchlässigkeit und Leichtigkeit. Es ist dabei entscheidend, das Dehnungs- und nicht das Kraftgefühl zu forcieren.

Dehnen durch Neigung

Bei der Dehnung durch Neigung wird der Dehnungseffekt durch die Schwerkraft, die Masse des Körpers und seine Trägheit verstärkt. Es gibt eine berühmte Kung-Fu-Art: den »Drunken style« (Betrunkenen-Kung-Fu), das auf eine unnachahmliche Weise das Spiel mit der Trägheit nützt, um Kraft, Schnelligkeit und Flexibilität zu entwickeln. Dabei torkelt der Könner wie ein Betrunkener, geht aber in diese Schaukel- und Pendelbewegungen nur, um die Elastizität seines Körpers noch besser zu nutzen.

In den vorangegangenen Kapiteln haben Sie nun schon viele Pendel- und Balancierübungen kennen gelernt. Die folgende Übung soll Ihnen helfen, Ihre Wirbelsäule noch mehr zu lockern und zu dehnen, so dass es Ihnen immer leichter fallen wird, die Dehnspannung der Wirbelsäule aufzubauen und zu verfeinern. Die Übung führen Sie am Anfang am besten im Sitzen aus und erst später im Stehen.

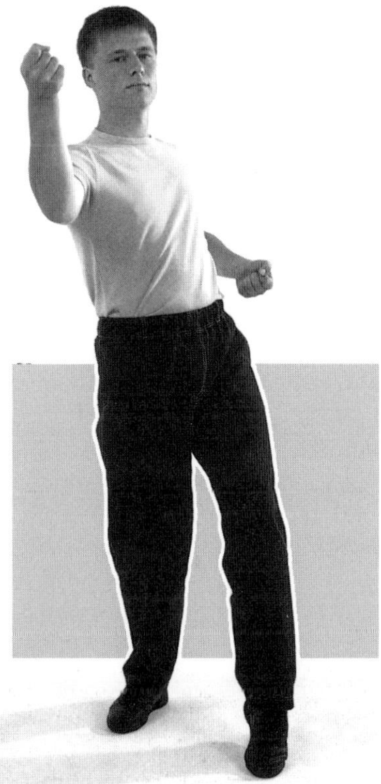

Bauen Sie die Dehnspannung im Sitzen auf. Erspüren Sie Ihre Sitzbeine, und lassen Sie dann Ihren Oberkörper kreisförmig um die Sitzbeine herum pendeln. Spüren Sie die wechselnden Druckbelastungen auf den Sitzbeinen. Achten Sie dabei auf einen einheitlichen Spannungsbogen aus der Dehnspannung heraus. Der Körper sollte sich langsam und träge bewegen wie ein Baum, der dem Wind nachgibt. Empfinden Sie das elastische und passive Gegenspannen der Muskulatur, die ohne Ihr Zutun den Körper immer wieder stabilisiert?

Lassen Sie nun die kreisende Bewegung in einer gedachten Spirale langsam die Wirbelsäule nach oben steigen. Mit jeder Drehung verlagert sich dadurch Ihr Drehpunkt nach oben, so dass die Drehbewegungen, je weiter Sie nach oben kommen, immer kleiner werden. Am Schluss denken Sie die Spirale nur noch ganz klein – den goldenen Faden entlang.

Am höchsten Punkt drehen Sie die Bewegungsrichtung um und schrauben sich wieder zurück. Wiederholen Sie die Übung noch zwei Mal. Sie können sich dabei denken, dass Sie in einer Windhose nach oben getragen werden und in einem Wasserwirbel nach unten gleiten. Üben Sie sehr achtsam, da vielen Menschen bei dieser Übung am Anfang leicht schwindlig wird.

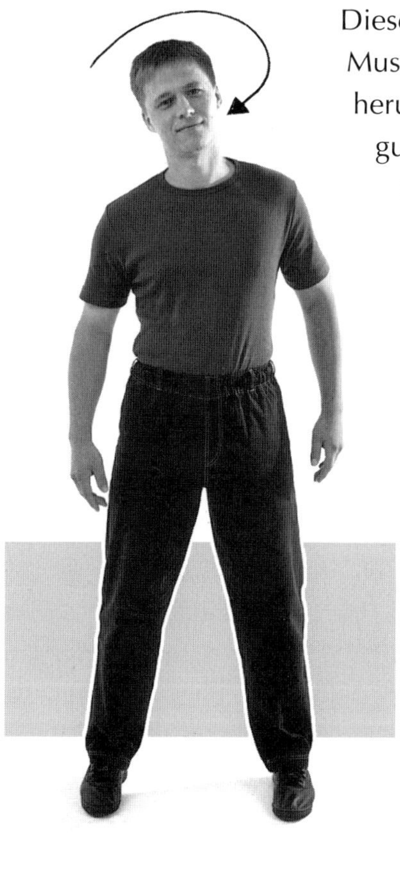

Diese Übung kann Ihnen helfen, hartnäckige Muskelverspannungen um die Wirbelsäule herum langsam aufzulösen. Durch die Neigung werden die Bandscheiben auf einer Seite gedehnt und auf der anderen Seite belastet. Die Druckbelastung auf die Bandscheiben verändert sich aufgrund der Drehung fortwährend. Auf diese Weise entsteht ein Massageeffekt für die Bandscheiben.

Die Übung unterstützt darüber hinaus die Versorgung der Bandscheiben, da diese nach dem Schwammprinzip ernährt werden: Durch den Druck wird verbrauchte Nährflüssigkeit aus dem belasteten Teil der Bandscheibe herausgepresst und durch die Dehnung unverbrauchte wieder aufgenommen. Grundsätzlich unterstützt die

Übung die Fähigkeit, das Körpergewicht auszubalancieren und macht die Aufrichtung immer wieder lebendig.

Dehnung, Neigung und Rotation – Das Ausarbeiten der Gelenke

Sicherlich haben Sie schon oft einen Ball geworfen. Tun Sie doch jetzt gerade einmal so, als wollten Sie einen werfen. Um etwas zu werfen, versuchen wir eine maximale Vordehnung zu erreichen, um möglichst weit werfen zu können. Dazu kombinieren wir das Dehnen durch Strecken mit der Rotation um die Körperachse (Wirbelsäule) und neigen zusätzlich den Oberkörper. So kommt unsere Ausholbewegung auf Zug und ermöglicht uns durch eine blitzartige Gegenbewegung (Auflösung der Spannung) das Werfen.

Erleben Sie nun, wie Sie mit einer in meinen Kursen sehr beliebten Übung die verschiedenen Dehnungsmöglichkeiten kombinieren und dadurch Bewegung und Gegenbewegung gleichermaßen verstärken können.

Das Prinzip der Acht – Die Teetassenübung

Stellen Sie sich in die Grundhaltung im Stehen, und bauen Sie die Dehnspannung im Stehen auf. Nehmen Sie die rechte Hand vor den Körper und stellen Sie sich vor, dass Sie auf der Handfläche eine volle Teetasse balancieren, die Sie nicht verschütten wollen. Aktivieren Sie bewusst den Gegenzug der Hand, indem Sie die Hand weiten und den Daumen heranziehen.

Drehen Sie sich nun nach rechts um die eigene Achse, und nehmen Sie den Arm mit einer kreisförmigen Bewegung mit nach außen, oben und nach hinten. Dabei dreht sich die Hand so, dass die Fingerspitzen nach hinten zeigen.

Drehen Sie sich nun wieder nach links, und führen Sie dabei die Hand hinter der Körperlinie zur linken Seite. Neigen Sie sich dann zum Boden, und lassen Sie dabei die Hand nach vorne unten sinken – dabei drehen sich die Fingerspit-

zen wieder nach vorn. Nun drehen Sie sich zur Mitte zurück und machen dabei gleichzeitig eine letzte Drehbewegung mit der Hand, so dass Sie wieder beim Ausgangspunkt ankommen.

Wiederholen Sie die Übung mehrere Male und wechseln Sie dann die Drehrichtung. Dazu drehen Sie zuerst die Hand mit den Fingerspitzen zum Körper, drehen dann nach links und lassen dabei die Hand drehen (Fingerspitzen nach hinten) und steigen. Drehen Sie sich dann nach rechts, und lassen Sie die Hand nach rechts und außen folgen. Mit dem erneuten Ankommen in der Mitte gleitet die Hand wieder zur Ausgangsposition zurück.

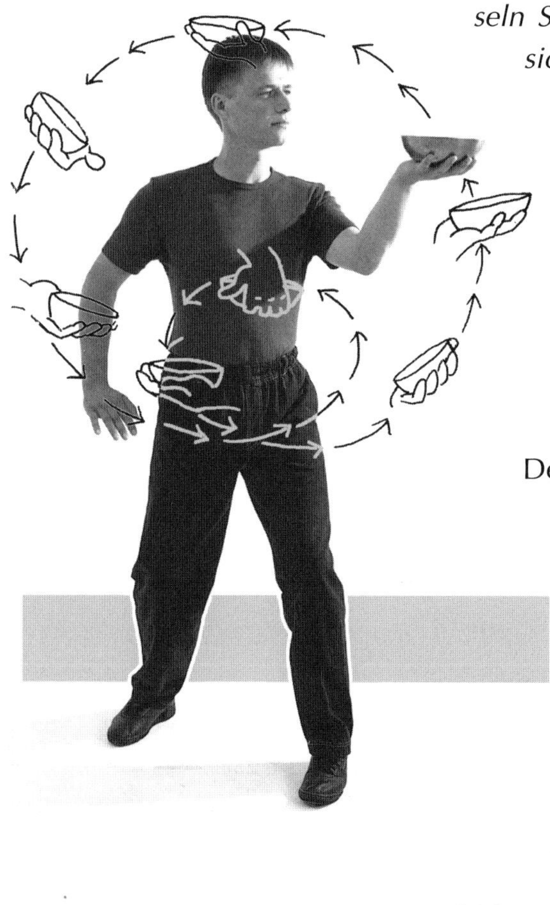

Nach mehreren Wiederholungen wechseln Sie zur anderen Hand. Wenn Sie sich etwas Zeit nehmen, können Sie diese Übung vielseitig variieren, zum Beispiel mit beiden Händen gleichzeitig drehen, erst synchron und dann gegengleich.

Bei dieser Übung wird ein Grundprinzip der Bewegung deutlich: Wenn wir uns aus der Dehnspannung heraus bewegen und in Bewegungsmustern denken, werden die Bewegungen kreisförmig und rund. Wenn wir von einer Bewegung in die Gegenbewegung schwingen, entstehen Achterbewegungen. Dabei können wir über das Gegenzugprinzip die Bewegung zu jeder

Zeit »auf Zug« halten und, wie zum Beispiel in dieser Übung, die Teetasse balancieren.

Mit diesem Prinzip lässt sich im Wasser, zum Beispiel beim Schwimmen oder in der Badewanne, besonders gut experimentieren. Wenn Sie mit der Hand Achten durch das Wasser ziehen und dabei stets mit der Handfläche die Bewegung führen, können Sie spüren, wie Sie sich mit Hilfe des Wasserwiderstandes immer wieder weiten und spannen lassen können.

Extreme Beweglichkeit in einem Gelenk (z.B. Spagat) sagt noch wenig darüber aus, wie »frei« unsere Gelenke wirklich sind und wie beweglich wir uns im Alltag fühlen. Mit dem Achterprinzip lassen sich die Gelenke in ihrer Abhängigkeit zueinander ausarbeiten. Das schafft wirkliche Beweglichkeit und Flexibilität. So lässt sich die nötige Beweglichkeit für die alltäglichen Bewegungsmuster spielend entwickeln und wirkliche Bewegungsfreiheit erleben. An dieser Stelle kann das »Prinzip der Acht« natürlich nur anklingen, da dieses Buch sich aus Gründen der Übersichtlichkeit, der Verständlichkeit und der praktischen Umsetzung bewusst auf die Grundlagen des Prinzips der Acht, auf das Spiral- und das Wellenprinzip konzentriert.

Weniger anstrengen – Kraft aufbauen

Über das Dehnen durch Strecken weiten Sie nicht nur die Gelenke, Sie erzeugen damit auch große Kraft und Stabilität. überzeugen Sie sich selbst davon durch ein verblüffendes Experiment. Sie brauchen dafür mindestens zwei – oder besser drei – Mitspieler.

Legen Sie sich auf den Rücken, spannen Sie alle Muskeln Ihres Körpers an, und lassen Sie sich von Ihren drei Mitspielern 5 Zentimeter vom Boden abheben. Einer nimmt dabei die Füße, die anderen greifen jeweils unter ein Schulterblatt. Wie sehr müssen Sie sich anstrengen? Wie verändert sich der Atem?

Beim zweiten Versuch denken Sie nicht mehr an Anspannen, sondern an das Dehnen durch Strecken. Legen Sie die Arme an den Körper, und aktivieren Sie eine maximale Dehnspannung über das Gegenzugprinzip. Nehmen Sie sich Zeit, alle Gelenke zu weiten. Spüren Sie über die Körpergrenzen hinaus, und lassen Sie sich dann anheben.

Das Ergebnis ist verblüffend, oder? So, wie wir über einen bewussten Krafteinsatz dehnen können, können wir auch über eine bewusste Dehnung Kraft aufbauen. In dem Moment, in dem Sie eine Dehnungsübung verstärken, wird daraus eine Kraftübung.

Im »grünen Bereich« arbeiten

An der eigenen Kraft zu arbeiten ist ein sensibler Prozess. Gezielte Belastung bringt Kraft, Überforderung, Verschleiß. Deshalb sollten Sie stets auf Ihren Körper Rücksicht nehmen. Unser Körper ist ein sich ständig wandelnder und selbst erneuernder Organismus. Fortwährend werden Zellen ausgetauscht und der Körper umgebildet. Am deutlichsten können wir dies bei kleinen Kindern se-

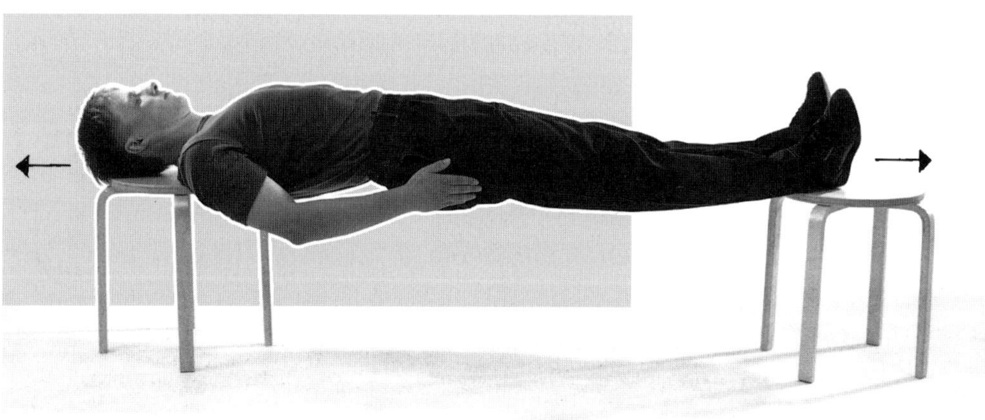

hen. Sie wachsen und verändern sich am schnellsten. Neben der Ernährung gehören unsere Haltungs- und unsere Bewegungsgewohnheiten zu den wichtigsten Einflussgrößen für die Strukturierung unseres Körpers. Wenn wir unsere Haltungs- und Bewegungsgewohnheiten im Sinne der **Kraft ohne Anstrengung** verändern, beginnt eine langsame Umstrukturierung unseres Körpers.

Die Gelenkknorpel verdicken sich, die Beweglichkeit der Gelenke und ihr Gelenkspiel werden größer. Die Muskeln werden elastischer und ihr Kraftpotential steigt. Die Kraft der Sehnen und der Bänder wird durch die Betonung der passiven Muskelarbeit in einem hohen Maße entwickelt. Zusätzlich werden durch die exakte Bewegungsführung die Knochen so belastet, dass der knocheneigene Stoffwechsel angeregt wird. Die innere und die äußere Struktur des Knochens ändert sich. Er wird vor allem an den Enden widerstandsfähiger für Zug- und Druckbelastungen. Die Atmung und die inneren Organe werden gestärkt und in ihrer Funktion stabilisiert.

Diese Entwicklungsprozesse brauchen unterschiedlich lange. Muskeln beispielsweise können sich in wenigen Wochen bis Monaten umstrukturieren. Knochen und Sehnen brauchen dagegen Monate bis Jahre.

Sinnvolles Üben orientiert sich im Trainingsaufbau deshalb an der Wachstumsgeschwindigkeit und den Bedürfnissen der Knochen, Sehnen, Bänder und der Gelenke. Das »Nichtanstrengen« ist dabei eine gute Leitlinie für das Üben, da es hilft, zu schnelles Vorangehen und zu hartes Training zu vermeiden. So wird berücksichtigt, dass die Gelenkknorpel, Sehnen und Bänder sich nur langsam an erhöhte Belastungen anpassen können.

Am besten trainiert man im »grünen Bereich«, das heißt in einem Bereich, in dem das Verhältnis von Kraft und subjektiver Anstrengung noch ausgewogen ist. Dies führt zu einer organischen Leistungsentwicklung und vermeidet Verletzungen und Verschleiß. Der große Vorteil der klassischen Trainingsmethoden ist, dass sie gezielt den passiven Bewegungsapparat und die Muskelansätze, die Sehnen entwickeln. Das dauert zwar etwas länger, bleibt aber auch länger.

Und: Diese Art der Beweglichkeit und Kraft lässt sich bis ins hohe Alter erhalten und entwickeln. Im Kung Fu sagt man: »Wer in der Jugend nur seine Muskeln trainiert, ist im Alter ein armer Mensch.«

Krüge heben – Die Bewegung über das Gegenzugprinzip erschweren

Über das Gegenzugprinzip der Muskulatur können wir in jeder beliebigen Position dehnen, stabilisieren und kräftigen. Das gleiche Prinzip lässt sich auch in einer Bewegungsaktion, zum Beispiel im »Bewegten Stehen«, anwenden. Die folgende Übung wird Sie mit dieser Möglichkeit vertraut machen.

Gehen Sie in die Grundposition im Stehen. Stellen Sie sich nun vor, dass links und rechts von Ihnen ein antiker Krug mit einer runden Öffnung steht, die Sie gerade noch mit den Fingerspitzen umfassen können. Gehen Sie nun in das Sinken (Seite 75 ff.) über, und drehen Sie dabei die Hände auf der Öffnung ein wenig nach innen. Beim Wachsen spannen Sie sich langsam und mit ansteigender Intensität gegen den gedachten Widerstand und heben aus der Dehnspannung heraus die Krüge ein klein wenig vom Boden ab. Denken Sie auch an die Aktivierung der Atemspannung. Mit dem Sinken setzen Sie die Krüge wieder auf und entspannen sich. Wiederholen Sie diesen Vorgang eine ganze Zeit lang.

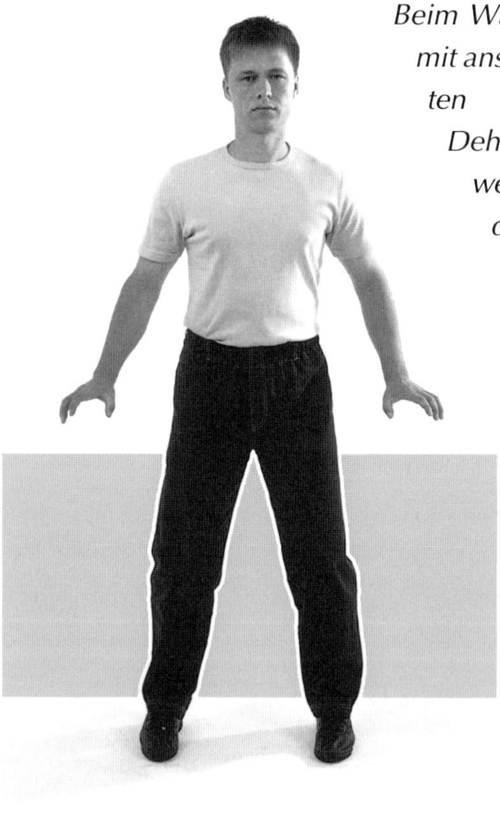

Die Vorstellung von den Krügen hilft, die Bewegung zu erschweren und große Kräfte freizusetzen. Die bewegenden Muskeln lernen bei dieser Übung, scheinbar gegen ihre Gegenspieler zu arbeiten. So können wir jeden Muskel oder Muskelgruppe über seine Gegenspieler trainieren.

Das Zusammenspiel der Muskeln lässt sich dabei mit der Koordination der Arme vergleichen, zum Beispiel, wenn wir uns mit einem Handtuch den Rücken abtrocknen. Die Hände müssen beim Abtrocknen gegeneinander und doch miteinander arbeiten, sonst könnten wir den für das Abtrocknen notwendigen Druck nicht erzeugen. Für diese Trainingsmethode gibt es vor allem in der Kampfkunst viele Beispiele.

Das Geheimnis für den Erfolg bei den Kraftübungen der östlichen Tradition besteht darin, hauptsächlich auf das Dehnen und Weiten zu achten. Das intensive Spürenwollen der eigenen Kraft blockiert sie.

Der Reitersitz – Die Extreme suchen

Der Reitersitz ist eine der wichtigsten Grundübungen des Kung Fu und im Wesentlichen eine Variation des Stehens, wie Sie es schon kennen gelernt haben. Er entwickelt in einem hohen Maße die Kraft der Beine, des Beckens, des unteren Rückens und der Atemmuskulatur (Atemspannung).

Wenn Sie den Reitersitz einnehmen möchten, gehen Sie in die Grundposition im Stehen. Drehen Sie dann über die Fersen die Zehen nach außen, und ziehen Sie die Fersen nach. Gehen Sie nun in das »Bewegte Stehen« über. Bei jedem Sinken gehen Sie ein Stück weiter nach unten und erkunden, wie weit Sie nach unten sinken können, ohne die Dehnspannung der Wirbelsäule aufgeben zu müssen.

Denken Sie beim Sinken bewusst an die Kraft des Atems, dass wird Ihnen helfen, das Becken und den unteren Rücken zu stabilisieren. Mit den Händen können Sie das Sinken unterstützen, indem Sie sie auf den Oberschenkeln leicht aufstützen und im Sinken über die Oberschenkel in Richtung der Knie nach unten streichen.

Experimentieren Sie mit dem Reitersitz. Jeder Mensch ist unterschiedlich und muss daher die Stellung leicht variieren. Welche Breite ermöglicht es Ihnen, am tiefsten zu sinken? Wie viel Zug kommt dabei auf die Füße und Fußge-

lenke? Wenn der Zug zu groß wird, können Sie ihm ein wenig nachgeben und die Zehen leicht nach außen drehen. Achten Sie darauf, in allen Gelenken nachzugeben und den Rücken zu verlängern.

Gehen Sie nur so tief nach unten, wie es das schwächste Glied, zum Beispiel die untere Wirbelsäule, vermag. Wenn Sie zu tief gehen, müssen andere Gelenke und Muskeln die Schwäche kompensieren, und es entstehen ungewollte Zugkräfte, die auf Dauer schädigen und zur Kraft ohne Anstrengung nichts beitragen können.

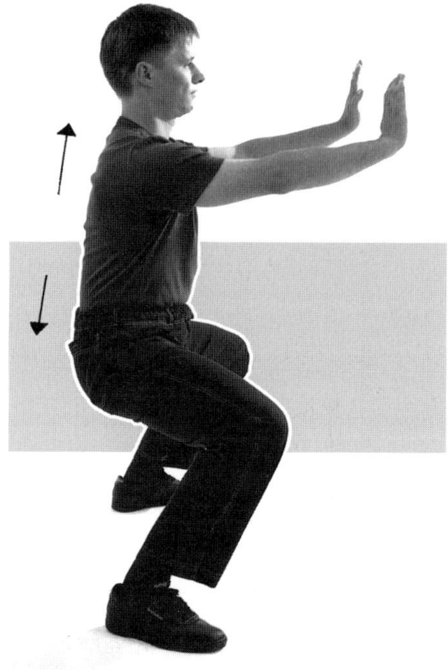

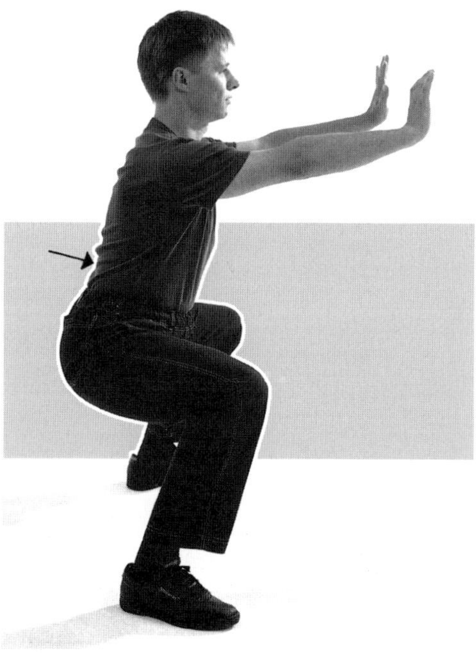

Am Schluss der Übung können Sie sich wieder in das Stehen in Ruhe einpendeln und eine Zeit lang die Wirkung der Übung spüren.

Der Reitersitz hat es in sich. Es ist gar nicht so leicht, in dieser Hockposition nachzugeben und loszulassen, weil gerade das starke Zug- und Druckkräfte spürbar macht. Er ist aber eine sehr wertvolle Übung, weil er die Geschmeidigkeit, Dehnfähigkeit und die Kraftentwicklung in einer Position trainiert, die wir brauchen, wenn wir zum

Beispiel einen Getränkekasten oder einen Koffer anheben und tragen wollen. Er lässt sich gut im Alltag üben, zum Beispiel beim Abspülen oder Gemüseputzen in der Küche. Häufig sind die Ablage- und Arbeitsflächen für schulterbreites Stehen zu niedrig. Dieser missliche Umstand lässt sich nutzen, um den Reitersitz zu üben. So wird aus einem ständigen Ärgernis eine Trainingsmöglichkeit.

Wie schon mehrfach erwähnt, zielen die Kraftübungen der östlichen Tradition vor allem auf die passive Muskelarbeit und die Entwicklung der elastischen Kraft. Sie berücksichtigen, dass der Grad der Vordehnung über die maximale Ausnützung des Kraftpotentials und über die Bewegungsschnelligkeit entscheidet. *Trainingsmethoden, die auf die aktive Muskelarbeit setzen (z.B. Hanteltraining), entwickeln die Fähigkeit zum passiven Halten und zur passiven Krafterzeugung nur in einem geringen Maße.*

Länger Luft haben – Ausdauer entwickeln

Wenn Sie nur ein klein wenig mit dem Reitersitz experimentieren, werden Sie feststellen, dass Sie Ihre maximale Position nicht lange halten können. Schon nach kürzester Zeit beginnen die Muskeln zu zittern, und der Atem gerät ins Stocken. Das liegt daran, dass unsere Maximalkraft noch wenig über unsere Kraftausdauer und unsere Haltekraft aussagt. Die östliche Tradition kombiniert deshalb stets den Aufbau des Kraftpotentials mit der Entwicklung einer großen Kraftausdauer. Ihr wird besondere Bedeutung zugemessen, da sie als eine Schulung des Willens und der »inneren Kraft« verstanden wird.

Balancieren

Eine für uns Europäer erst einmal ungewöhnliche Methode, Ausdauer zu entwickeln, ist das scheinbar regungslose Verharren in einer bestimmten Körperhaltung. Mit Ausdauertraining verbinden wir in unseren Köpfen eher Laufen und Rad fahren. Anfänger empfinden das Halten einer bestimmten Position als ungewohnt und unangenehm. Sie fühlen sich festgehalten, in ihrem Körper eingesperrt, und Muskeln, Atmung und Kreislauf rebellieren. Vielleicht erging es Ihnen anfänglich genauso. Doch über das »Bewegte Stehen« haben Sie erfahren, dass dies nicht so sein muss und dass es möglich ist, sich in eine Position einzuschwingen und den Körper ausbalanciert zu halten.

Stehen heißt balancieren. Dazu braucht es ein inneres Gleichgewicht. Die äußere Ruhe schafft die Möglichkeit, am inneren Gleichgewicht zu arbeiten. Immer wieder geht es darum, sich bewusst in die Position hineinzufühlen und loszulassen, das heißt, sich fixierende (verkürzende) Muskeln wieder zu lösen und bewusst zu dehnen. So lässt sich die Flexibilität und Durchlässigkeit der Gelenke erhalten. Die Atemspannung hilft dabei durch die Unterstützung der Stabilität und durch die Entlastung und Massage des Herzens, der inneren Organe und vieler Muskeln. Das Wesen der Ruheübungen ist es, uns das »Nichtanstrengen« zu lehren.

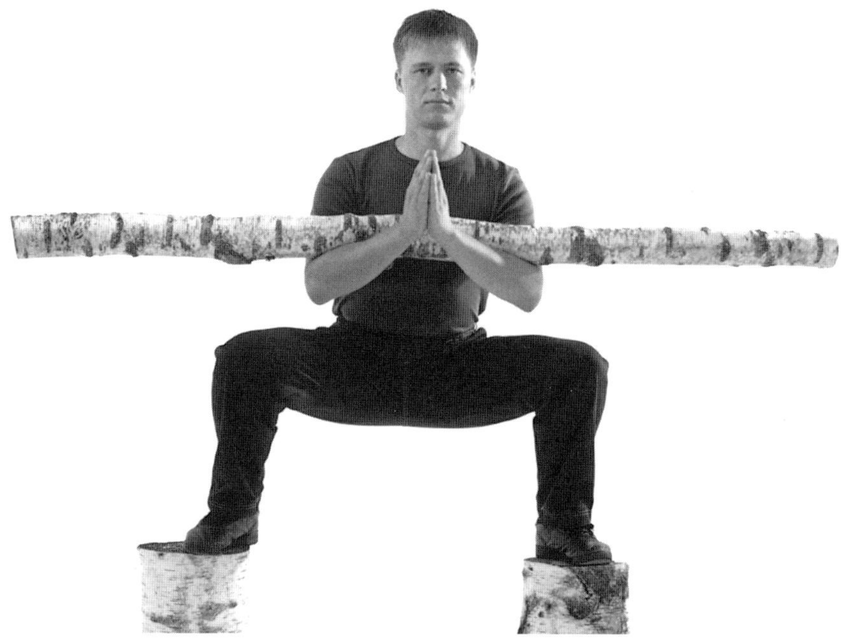

Wenn Sie mit den Ruhepositionen experimentieren wollen, sind dafür natürlich das Sitzen und das Stehen optimal. Erst wenn Sie ohne Schwierigkeiten 10 Minuten stehen können, ist es sinnvoll, mit dem Üben des Reitersitzes und anderer Positionen zu beginnen. Wenn Sie zum Beispiel wissen möchten, wie tief Sie in den Reitersitz gehen sollen, gibt es eine grobe Orientierungshilfe: Sie sollten eine beliebige Position 5 Minuten ohne größere Probleme balancieren können, ansonsten ist diese Variation noch zu schwierig, zu anstrengend und unterstützt Sie nicht genügend in der Entwicklung der Kraftausdauer.

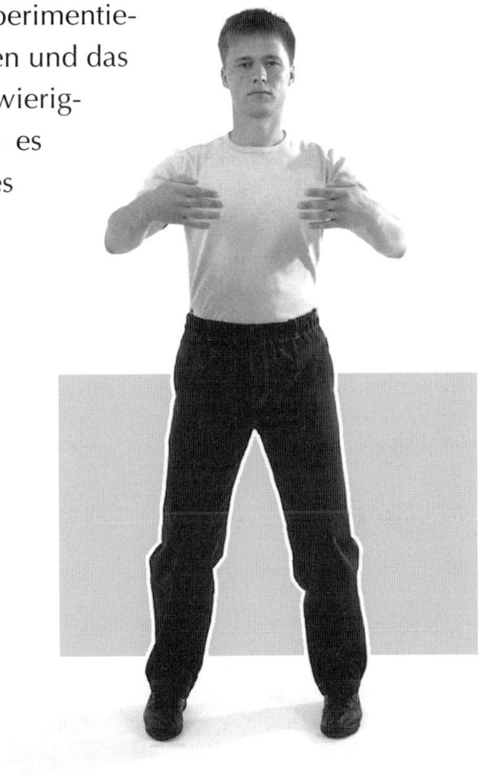

Natürlich gibt es noch viele Varianten des Stehens in der Ruhe. Eine der bekanntesten ist wohl das »Stehen und den Baum umarmen«. Dabei nehmen Sie die Grundhaltung im Stehen ein, heben die Arme vor dem Körper nach oben (in Schulterhöhe) und drehen sie so, als würden Sie einen Baum umarmen.

Aktivieren Sie bewusst die Dehnspannung und Verwindung der Arme über die Finger. Experimentieren Sie so lange mit der Stellung, bis sich alle Gelenke weit und offen anfühlen. Nehmen Sie dann die Arme bewusst in die Luft. Sie können sich vorstellen, die Arme auf einer Wolkenbank abzulegen. Um immer wieder die Spannung zu lösen und die Arme in den Schultern und im Rücken immer wieder auszubalancieren, können Sie sich auch vorstellen, dass Sie einen Ball zwischen den Händen halten, der sich beim Einatmen mit ein wenig Luft füllt und dadurch die Gelenke weitet. Mit dem Ausatmen entweicht die Luft, und Sie können noch mehr loslassen.

Sollte das Umarmen in Schulterhöhe am Anfang zu schwierig sein, können Sie den Baum auch in der Höhe des Unterbauches umfassen. Diese Armhaltung lässt sich auch sehr schön mit dem Reitersitz kombinieren. Sie schafft einen wohltuenden Ausgleich zu der großen Spannung in den Beinen und dem unteren Rücken. Wenn Sie diese Übung eine Zeit lang machen, werden Sie feststellen, dass Sie weniger Probleme haben werden, mit den Händen über dem Kopf zu arbeiten. Anstrengende Arbeiten, wie zum Beispiel Vorhänge aufhängen oder eine Decke streichen, werden so bedeutend leichter.

Dynamisch balancieren

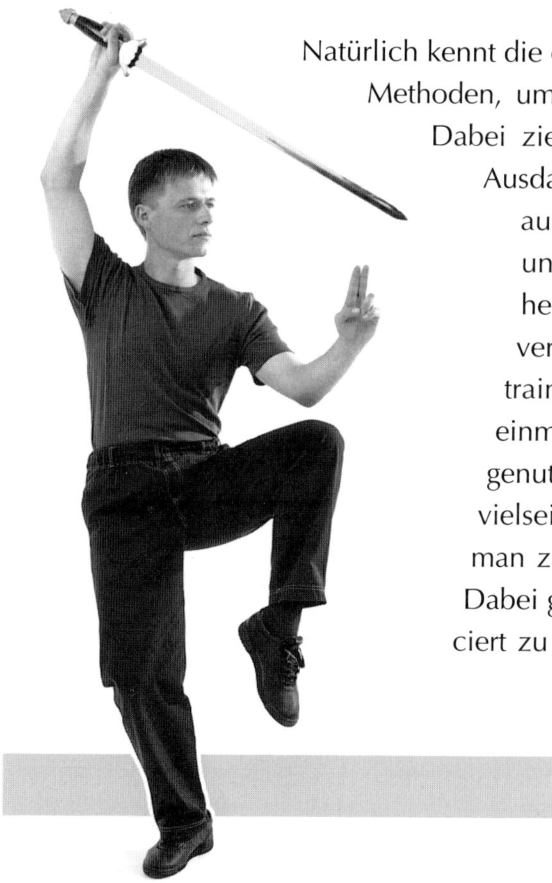

Natürlich kennt die östliche Tradition auch dynamische Methoden, um die Kraftausdauer zu entwickeln. Dabei zielt sie neben der Entwicklung der Ausdauer vor allem darauf, die Gelenke auszuarbeiten (Achterbewegungen) und die Bewegungskoordination (siehe Teetassenübung, Seite 143 ff.) zu verfeinern. Um die Kraftausdauer zu trainieren, werden häufig für uns erst einmal ungewöhnliche Trainingsgeräte genutzt, die es gilt zu balancieren und vielseitig zu bewegen. Im Taijiquan übt man zum Beispiel viel mit dem Schwert. Dabei geht es darum, es ständig ausbalanciert zu halten und mit schneidenden und stoßenden Bewegungen durch den Raum zu bewegen. Das Gewicht des Schwertes fordert das Balancegefühl heraus und fördert durch sein Gewicht das »Loslassen« in den Schultern.

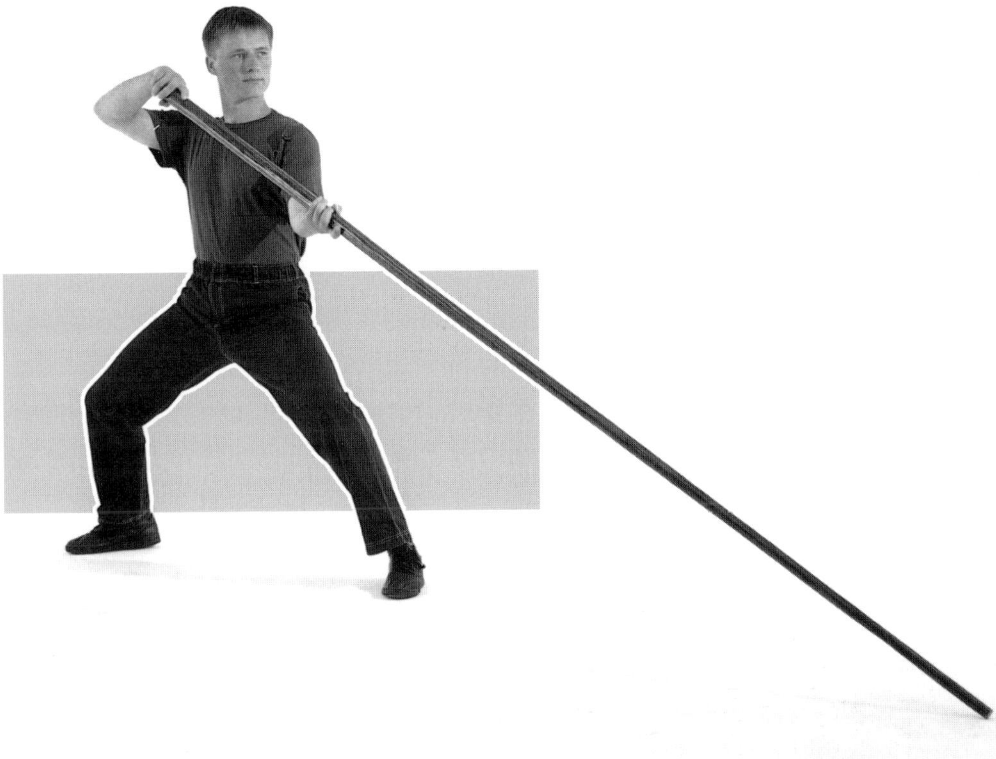

Eines der eigenwilligsten Trainingsgeräte ist wohl der Langstock, der mit seiner Länge von fast drei Metern große Anforderungen an das Balance- und Bewegungsgefühl, aber auch an die körperliche Kraft und Ausdauer stellt. Ursprünglich als Stangen zur Fortbewegung von Kähnen genutzt, wurde er von vielen Kung-Fu-Stilen als vielseitiges Trainingsgerät entdeckt.

Auch wenn Sie kein Kung Fu machen möchten und Ihnen die Vorstellung, mit dem Schwert in der Hand im Park zu üben, ein wenig seltsam vorkommt, so bleibt doch die Möglichkeit, sich von diesen Trainingsmethoden inspirieren zu lassen und mit den Gegenständen zu üben, die Ihnen der Alltag bietet. Mit einem Stuhl beispielsweise lassen sich schon erstaunliche Dinge tun.

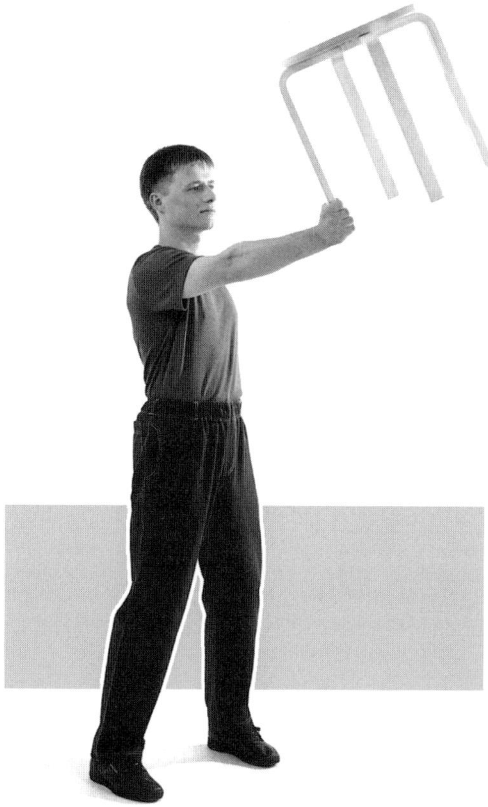

Wenn Sie mit einem Gegenstand spielen, geht es vor allem darum, alle Gelenke zu jeder Zeit auszubalancieren und die gesamte Zeit über das Gefühl für die Mitte und die Leichtigkeit nicht zu verlieren. Probieren Sie es aus.

5 Es gibt noch viel zu entdecken

Die Entdeckung der **Kraft ohne Anstrengung** wurde zu Anfang dieses Buches mit einer Reise verglichen. Die erste Etappe haben Sie nun hinter sich – ein guter Zeitpunkt also, um Bilanz zu ziehen: Ist es Ihnen mit den Angeboten der praktischen Kapitel gelungen, Ihren Körper zu erforschen und positiv zu erleben? Haben sich sachliche Information und sinnliches Erleben befruchtet? Wurden Ihnen dadurch die grundlegenden Gesetzmäßigkeiten der menschlichen Bewegungskoordination deutlicher? Konnten Sie die positiven Körpererfahrungen in das Stehen, das Sitzen und in Ihre alltäglichen Handlungen integrieren? Ist Ihnen Ihr Alltag zum Übungsfeld und sind Ihnen alltägliche Bewegungen zu einer Quelle positiver Körperempfindungen geworden?

Ich würde es Ihnen wünschen. Seien Sie nicht enttäuscht, wenn es Ihnen nicht sofort gelungen ist, alle Übungen nachzuvollziehen. Vergessen Sie nicht, dass die menschliche Bewegungskoordination komplex und die Möglichkeiten des Mediums Buch begrenzt sind. Die Fähigkeit, mit den Gesetzmäßigkeiten der menschlichen Bewegungskoordination zu spielen, wächst langsam. Es ist schon ein toller Erfolg, wenn Sie beim Lesen und Ausprobieren eine Reihe von Aha-Erlebnissen gesammelt haben und immer wieder überrascht waren, wie sich plötzlich viele Handgriffe mit wenig Aufwand leichter erledigen lassen. Wenn Sie nur ein paar konkrete Hilfen und Anregungen für sich umsetzen und integrieren konnten, war die Lektüre nicht umsonst.

Wecken die gemachten Erfahrungen in Ihnen Lust auf mehr? Das wäre schön, denn es gibt noch so viel zu entdecken! Unser Körper ist ein Wunderwerk der Schöpfung, und es lohnt sich, ihn weiter zu erkunden. Wir können nicht nur die großen Gelenke und die wichtigsten Muskeln erspüren und bewegen, sondern mit der Zeit auch in die tiefsten Schichten des Körpers vordringen. Kürzlich ließ mir eine befreundete Kollegin, die die Cranio-Sakral-Therapie erlernt hat, eine Massage zukommen. Es war unglaublich zu erleben, wie diese spezielle Art der Massage über die Faszien (Umhüllung von Muskeln und Organen) und über das Bindegewebe die Körperwahrnehmung lebendig werden lässt. Sie macht auch die kleinsten Gelenke beweglich und bringt selbst Knochennähte in Schwingung. Über diese Art der Massage kann man in besonderer Weise erfahren, dass alles im Körper sich ständig bewegt und alle Körperteile ineinander und gegeneinander schwingen.

Das Spüren für den eigenen Körper und die Fähigkeit, körperliche Prozesse über das Resonanzprinzip (Reiz – Reaktion) zu beeinflussen, lassen sich darüber hinaus immer mehr verfeinern. Es gibt viele Angebote, die Sie dabei unterstützen können:

Fußreflexzonen-Massagen machen Füße lebendig und deren Beziehung zu den inneren Organen deutlich. Akupressur-Anwendungen helfen, körperliche Spannungen abzubauen, schaffen Erleichterung bei vielen funktionellen Störungen und unterstützen den Energiefluss im Körper. Qigong-Übungen machen mit der Zeit den Energiefluss (Qi) auf den Energieleitbahnen (Meridianen) und die Hauptenergiezentren (Dantians, Chakren) spürbar. Atemübungen lassen den Atem erfahrbar werden, und gezielte Atemmassagen öffnen ungenutzte Atemräume. Außerdem: Eine bewusste Ernährung unterstützt den Körper bei der Aufrechterhaltung seines inneren Gleichgewichts. Sie hilft, einer Übersäuerung des Körpers (Muskeln, Organe) vorzubeugen, unterstützt den Abbau von Ablagerungen in den Gelenken und macht den Körper insgesamt vital und leistungsbereit. Neben den Ernährungsgewohnheiten können Organ-Massagen helfen, die Organe und die mit ihnen in Verbindung stehenden Muskeln zu entspannen und den Abtransport von Schlacken zu beschleunigen.

Wenn Sie die verschiedenen Erfahrungen zusammenwirken lassen, werden sie sich gegenseitig in ihrer positiven Wirkung verstärken. Die grundlegenden Bewegungsformen Ihres Alltages, vor allem das Sitzen und das Stehen, geben Ihnen immer wieder die Gelegenheit, neue Lernerfahrungen in Ihre Bewegungsmuster und in Ihr Bewegungsbewusstsein zu integrieren.

Die Fußreflexzonen, Akupressurpunkte und Energiezentren beispielsweise lassen sich durch das bewegte Stehen aktivieren. Durch das ständige Spannen und Lösen und die spiraligen Gelenkbewegungen werden alle wichtigen Akupressurpunkte, die sich meist in Gelenknähe lokalisieren lassen, bei jeder Bewegung stimuliert. In jedem Moment des Wachsens und Sinkens befindet sich der Druck des Körpergewichts genau auf dem Teil des Fußes, der den Reflexzonen für jene Körperregion entspricht, die gerade durch die auf- oder absteigende Spannungs- und Entspannungswelle besonders aktiviert wird.

Wird nun noch zusätzlich die Atmung und Vorstellungskraft eingesetzt, lässt sich jedes Organ und jede Körperregion gezielt bewegen und massieren. Entdecken Sie, wie sich Ihre Bewegungsweise durch die verschiedensten Erfahrungen mehr und mehr in Richtung **Kraft ohne Anstrengung** verändern lässt. *Machen Sie sich bewusst, dass körperliches Wohlfühlen und eine mühelose Kraftentfaltung die Summe aus* vielen *verschiedenen Erfahrungen ist und nicht aus wenigen.*

Die weitere Reiseroute bestimmen Sie selbst. Das Angebot, Erfahrungen im Bewegungsbereich zu sammeln, ist heutzutage immens. Das Wissen der verschiedensten Traditionen und Stilrichtungen mit unterschiedlichen Schwerpunkten aus vielen unterschiedlichen Kulturkreisen steht uns zur Verfügung. Wenn Sie Ihre Augen offen halten, werden Sie unzählige Gelegenheiten entdecken, Ihre Fähigkeiten weiterzuentwickeln. Lassen Sie sich auf Ihrer Reise von Ihren eigenen Bedürfnissen und Interessen leiten und sich nicht vorschnell von einer Richtung vereinnahmen, sondern behalten Sie stets Ihr Ziel im Auge.

Gute Reise!

6 Das Power-Response-Training für die Aus- und Weiterbildung

Ich möchte dieses Buch nicht beenden, ohne ein paar grundsätzliche Gedanken über die Anwendungsmöglichkeiten und die Chancen, die das Power-Response-Training eröffnet, zu äußern. Es ist mir in diesem Zusammenhang wichtig zu betonen, dass das **Power Response Training** mit seiner Leitidee der »Kraft ohne Anstrengung« weder einem Meister-, Stil- oder Verband noch einer Methode oder Institution verpflichtet ist. Es möchte vielmehr Inspiration zum eigenen Üben sein, wichtiges Handwerkszeug vermitteln und einen fachübergreifenden Austausch fördern.

Die Entstehung einer Idee

Seit Jahren bin ich nun mit meinen beiden Kolleginnen Liane U. Schoefer-Happ und Dr. Barbara Schmid-Neuhaus vom ASS Institut für Taijiquan und Qigong in der KursleiterInnen- und LehrerInnen Aus- und Weiterbildung tätig. Mein Aufgabenbereich umfasst die Grundlagen-Unterrichtung der Anatomie- und Bewegungslehre. Am Anfang versuchte ich nach bestem Wissen und Gewissen, anhand der mir zur Verfügung stehenden Bücher den Stoff aufzubereiten und möglichst verständlich anhand von Modellen und Grafiken zu vermitteln.

Diese Vorgehensweise war sowohl für die Gruppen als auch für mich unbefriedigend. Die praktisch orientierten angehenden KursleiterInnen konnten mit der erklärungsorientierten Art der Stoffvermittlung wenig anfangen. Viele fühlten sich überfordert und waren unzufrieden. Sie mussten sich mit einem komplexen und umfangreichen Lernstoff auseinander setzen und erhielten doch keine befriedigenden Antworten auf ihre Fragen: Wie kann ich mich in der Übung verbessern? Wie kann ich die Übung optimal vermitteln? Wie schaffe ich es, die Teilnehmer und mich immer wieder zu motivieren und ihnen gleichzeitig viel beizubringen?

Schon bald erkannte ich, dass ich mich an den Bedürfnissen der KursleiterInnen orientieren muss, wenn der Unterrichtsstoff für sie attraktiv und nützlich sein soll und nicht nur ein ungeliebter Teil einer wichtigen Prüfung. In der Folge setzte ich mich intensiv mit den verschiedensten Formen des Lernens auseinander. In ständigem Dialog und Austausch mit meinen erfahrenen Kolleginnen entstand nach und nach das **Power Response Training** mit der Leitidee »Kraft ohne Anstrengung«.

Mit »Kraft ohne Anstrengung« wird dem Einzelnen mit einem Mindestmaß an Information eine bis dahin noch nicht gekannte Bewegungsqualität vermittelt. Sie greift die Bedürfnisse und Fragestellungen der Menschen auf und schafft ein Experimentierfeld, um sich mit ihnen kreativ auseinander zu setzen. Durch diese Auseinandersetzung mit konkreten, auf der Basis der eigenen Vorerfahrungen nachvollziehbaren Lernsituationen kann der Lernende Wesentliches über die menschliche Bewegungskoordination selbst herausfinden. Bei der Suche nach Antworten geht es stets um die Frage: Wie geht es kraftvoller und müheloser? Die Frage: »Was passiert da eigentlich?« steht eher im Hintergrund.

Es war faszinierend für mich zu sehen, wie sich mit der fortschreitenden Entwicklung der Unterrichtsmethode sowohl Stimmung als auch Motivation in den Arbeitsgruppen positiv veränderte. Lernwiderstände schwanden und Erfolge stellten sich ein. Die KursleiterInnen lernten mehr in kürzerer Zeit, und ich selbst musste mich viel weniger anstrengen. Situationsorientiert konnten sie anhand praktischer Übungen ihre Fähigkeiten erweitern, etwas über die Anatomie und Bewegungslehre lernen und gleichzeitig eine motivationsfördernde Art des Unterrichtens erfahren.

In den letzten Jahren hatten wir die Gelegenheit, diesen Arbeitsansatz mit den unterschiedlichsten Zielgruppen und Fragestellungen auszuprobieren und weiterzuentwickeln: KampfkünstlerInnen lernten auf diese Weise härter zu schlagen, ihren Gegner mühelos zu neutralisieren und dessen Kraft für die eigene Kraftentfaltung zu nutzen. MeditationsanleiterInnen entdeckten über die ihnen vertraute Sitzhaltung wichtige anatomische Zusammenhänge und konnten so die TeilnehmerInnen beim Erlernen der Grundhaltung besser unterstützen. Qigong-Übende erfuhren, wie sie über die körperliche Bewegung den Qifluss auf den Meridianen und in den Energiezentren aktivieren können. Sportler konnten in ihren Regenarationsphasen ihre Bewegungsökonomie verbessern und den Grundstein für eine harmonische Leistungsentwicklung legen. GymnastiklehrerInnen erhielten Anregungen für die Rückenschule, und VertreterInnen der verschiedensten Berufsgruppen setzten sich mit den konkreten Belastungen ihres Alltags auseinander.

Der große Vorteil des **Power Response Trainings** ist seine Flexibilität. Mit den vor Ort vorhandenen Mitteln und fast überall lassen sich damit Fortschritte erzielen. Durch die prozessorientierte und personenbezogene Ausrichtung können mit den verschiedensten Zielgruppen und Fragestellungen die Grundlagen der menschlichen Bewegungskoordination situationsorientiert erarbeitet werden.

Der vielleicht größte Vorteil ist jedoch, dass die Arbeit mit diesem Konzept die Lernenden und die Lehrenden lehrt, flexibel und vielseitig zu denken und zu handeln. In der Auseinandersetzung mit konkreten Lernsituationen kann sich weder der Lehrende noch der Lernende hinter Denkmodellen und abstrakten Theorien zurückziehen. Experimente machen Lernerfolge überprüfbar und zeigen die Möglichkeiten, aber auch die Grenzen des Einzelnen auf. Auftretende Schwierigkeiten, eine Aufgabe befriedigend zu lösen, fordern die Kreativität des Lernenden und des Lehrenden heraus und führen zu individuellen Lösungen.

Der Lehrende als Lernender

Wir unterrichten das, was wir selber gerne lernen würden.

Barbara Schmid-Neuhaus

Wenn Lehrende situations- und prozessorientiert unterrichten sollen, müssen sie auch entsprechend ausgebildet sein. Es reicht heute nicht mehr, etwas zu können und die Lernwilligen zu trainieren. Ein Lehrer muss heute oft ein Motivationskünstler sein, um seine haltungsgeschädigten Teilnehmer auf das Training einzustellen. Mit viel pädagogischem Geschick muss er die Grundtechniken so vermitteln, dass die Teilnehmer ganz nebenbei funktionale Bewegungsmuster entwickeln. Zusätzlich sollte der Unterricht noch anregend sein, Spaß machen und vom Alltag ablenken.

Die Flexibilität und Teilnehmerorientierung, die heute ganz selbstverständlich von Lehrern in der Gesundheitsbildung, zum Beispiel an Volkshochschulen, in Sportvereinen, Fitness-Centern oder im Schulsport verlangt wird, spiegelt sich aber leider noch zu wenig in deren Aus- und Weiterbildung wieder. Heute steht uns nach jahrzehntelanger intensiver Trainingsforschung und nicht zuletzt auch durch die Erschließung des Wissens und der Erfahrungen aus anderen Kulturkreisen immer mehr Information und Know-how zur Verfügung. Die Didaktik und Methodik der Wissensvermittlung hinkt dieser rasanten Entwicklung ein wenig hinterher. Viele Ausbildungen sind zu kopflastig und versuchen, in den ohnehin meist knapp bemessenen Ausbildungszeiten möglichst viel Wissen unterzubringen. Es ist die große Herausforderung unserer Zeit, die für die praktische Arbeit wesentlichen Informationen herauszufiltern und sie situations- und prozessorientiert zu vermitteln.

Wenn in der Ausbildung der Unterrichtsstoff der Anatomie- und Bewegungslehre über das Lernen und Üben der wichtigsten Handgriffe und Bewegungstechniken vermittelt wird, lässt sich der Lernstoff leichter erschließen und merken. Das Behandeln und Anleiten wird dann schon in der Ausbildung zum Übungsfeld für die eigene Bewegungskoordination, und der Lehrende lernt selbst, was er anderen gern vermitteln möchte. Später kann er dann im ständigen Kontakt mit dem Lernenden seine Fähigkeiten erweitern. Eine verabreichte Massage beispielsweise bietet auch für den Massierenden die Möglichkeit, sich in seinem eigenen Körper zu orientieren und über die rhythmischen und lösenden Bewegungen auch seine eigene Muskulatur und Gelenke zu lösen.

Das eigene Arbeitsfeld wird auf diese Weise zum Ansatzpunkt der eigenen Weiterentwicklung. So gesehen ist der Behandelnde nicht nur ein Gebender, sondern auch ein Nehmender. Dem körperlichen Verschleiß und dem Burnout-Syndrom, unter dem so viele Lehrende leiden, könnten sie dadurch selbst gezielt entgegenwirken.

Neue Wege gehen

Lehrende, die durch ihre Ausbildung flexibel und vielseitig wurden, sind auf die Herausforderungen, vor denen die Gesundheitsbildung in der Folge der Umstrukturierung des Gesundheitswesens und angesichts der drängenden gesundheitlichen Problemen vieler Menschen heute steht, gut vorbereitet. In Zeiten, in denen immer weniger Freiräume und Mittel zur Verfügung stehen, ist Kreativität und fachübergreifendes Denken gefragt.

Um neue Wege beschreiten zu können und Lernenden und Lehrenden eine Vielfalt von Lernformen und -möglichkeiten zur Verfügung zu stellen, ist ein fachübergreifender Dialog wünschenswert. Die Vermittlung von Bewegungsökonomie berührt viele Fachbereiche und lädt zur fruchtbaren Kooperation ein.

Der Spitzensport macht es uns vor: Trainer arbeiten ganz selbstverständlich eng mit Masseuren, Physiotherapeuten und Ärzten zusammen. Für den verletzungsanfälligen Sportler hat das viele Vorteile. Behandlungsformen wie Massagen, Bewegungs- und Atemtherapie können neben ihrer therapeutischen Wirkung ein idealer Einstieg für ein Bewegungstraining sein. Ein Masseur kann nicht nur die Muskulatur lösen, sondern darüber hinaus auch ein Gespür für den eigenen Körper vermitteln und die Lage der einzelnen Muskeln erfahrbar machen.

Wenn der Behandelte gleich nach der Massage mit einem Physiotherapeuten arbeitet, fällt es ihm viel leichter, die Übungsanweisungen zu verstehen und in Bewegung umzusetzen. Werden die erarbeiteten Übungen mit Beispielen aus der eigenen Sportpraxis verknüpft, lassen sie sich leichter einprägen, des Öfteren wiederholen und motivierter durchführen. Der Sportler kann sich so nach Verletzungen schneller regenerieren und lernt zusätzlich Wichtiges über die Bewegungsökonomie, für deren Entwicklung im normalen Trainingsalltag oft zu wenig Zeit bleibt. So wird mit der Zeit aus dem Behandelten ein selbständig Handelnder, der weiß, wie er seinen Körper entwickeln und schützen kann.

Fachübergreifender Austausch ist jedoch nicht nur für Lernende wertvoll. Er hilft auch den Lehrenden, die Freude am Unterrichten zu erhalten. Leben (Lehren-Lernen) heißt Spezialisierung! Etwas zu tun, heißt vieles nicht zu tun! Ein fachlicher Austausch hilft, lebendig zu bleiben, einen allgemeinen Überblick zu behalten und immer wieder von etwas zu profitieren, das sich andere zeitaufwendig erarbeitet haben.

In den letzten Jahren hatten wir das Glück, mit vielen kompetenten und interessanten Menschen aus den unterschiedlichsten Fachbereichen zusammenzuarbeiten. Diese Begegnungen haben unsere Arbeit unendlich bereichert. Wir freuen uns deshalb immer über kreative Kontakte zu anderen Einrichtungen und Institutionen und stehen auch selbst gerne für Vorträge, Seminare und Fortbildungen zur Verfügung!

Buchtipps – Kontaktadressen

Buchveröffentlichungen des ASS Instituts für Taijiquan und Qigong:

Liane U. Schoefer-Happ, Dieter Allgaier, Cindy Wallin: *Gute Haltung – tierisch stark, Spielerische Rückenschule mit Qigong und Taiji. 12 Übungen mit Maufuzius und seinen Freunden.* Kösel Verlag, München 1998

Liane U. Schoefer-Happ: *Qigong – Hilfen für den Alltag.* Falken Verlag, Niedernhausen (Begleitbuch zur gleichnamigen Fernsehserie, auch als Video erhältlich.)

Liane U. Schoefer-Happ: *Besser hören und sehen mit Qigong.* Ehrenwirth Verlag, München 1996

Weiterer Buchtipp:

Christian Larsen: *Die zwölf Grade der Freiheit. Kunst und Wissenschaft menschlicher Bewegungskoordination.* Via Nova Verlag, Petersberg 1995

Dem Autor und Mitbegründer der Spiraldynamik® gelingt es in diesem faszinierenden Buch, das Polaritätsprinzip in einer bis dahin noch nicht bekannten Brillanz anatomisch und physiologisch zu beschreiben und seine praktische Bedeutung aufzuzeigen. Unbedingt lesen!

Kontaktadressen:

Spiraldynamik International®
Anatomisch richtiges Bewegen
Sekretariat
Postfach 7920
CH-3001 Bern
E-mail: spiraldynamik@access.ch

ASS Institut für Taijiquan und Qigong
DAO Center, Landsberg a. Lech
Dieter Allgaier
Thüringer Str. 14
D-86916 Kaufering
Fax: 08191/62 77
E-mail: Dieter.Allgaier@t-online.de